Chronische Herzinsuffizienz mit reduzierter Auswurffraktion (HFrEF)

UNI-MED

UNI-MED Verlag AG
Bremen - London - Boston

Maier, Lars:
Chronische Herzinsuffizienz mit reduzierter Auswurffraktion (HFrEF)/Lars Maier.-
1. Auflage - Bremen: UNI-MED, 2022
(UNI-MED SCIENCE)
ISBN 978-3-8374-1640-4

Printed in Europe

UNI-MED. Die beste Medizin.

In der Reihe UNI-MED SCIENCE werden aktuelle Forschungsergebnisse zur Diagnostik und Therapie wichtiger Erkrankungen "state of the art" dargestellt. Die Publikationen zeichnen sich durch höchste wissenschaftliche Kompetenz und anspruchsvolle Präsentation aus. Die Autoren sind Meinungsbildner auf ihren Fachgebieten.

Der Verlag dankt der Firma Boehringer Ingelheim Pharma GmbH & Co. KG für die Unterstützung der Produktion dieser Auflage. Der Verlag versichert, dass der Industriepartner keinerlei Einflussnahme auf den Inhalt des Buches, insbesondere auch nicht auf Therapieempfehlungen, nehmen konnte.

Vorwort und Danksagung

Sehr geehrte Kolleginnen und Kollegen,

Herz-Kreislauf-Erkrankungen stellen mit rund 18 Millionen Todesfällen pro Jahr die häufigste Todesursache weltweit laut Weltgesundheitsbehörde dar. Dabei gehört neben der Koronaren Herzerkrankung (KHK) und dem Herzinfarkt die Herzmuskelschwäche (Herzinsuffizienz) zu einer der wichtigsten Erkrankungen in der Herzmedizin mit einer 5-Jahresmortalität von rund 50 %, auch wegen ihrer ausgeprägten ökonomischen Bedeutung. Durch die zunehmende Lebenserwartung in der Gesellschaft und die Abnahme der Letalität durch den Herzinfarkt, als eine der häufigsten Ursachen der Herzinsuffizienz, nimmt die Prävalenz der Herzinsuffizienz in den letzten Jahren kontinuierlich zu. Sie beträgt mittlerweile ca. 1-2 % in der Gesamtbevölkerung und 5-10 % in der Altersgruppe der über 75-Jährigen.

Aufgrund der Pathophysiologie ist die Herzinsuffizienz als eine Systemerkrankung zu sehen, bei der sowohl die reduzierte Pumpleistung als auch die Arrhythmieneigung des Herzens im Sinne eines "*circulus vitiosus*" durch neurohumorale Mechanismen verstärkt werden. Die intensive Forschung auf diesem Gebiet vor einigen Jahren konnte entscheidende Fortschritte mit der Einführung von Hemmstoffen des Renin-Angiotensin-Aldosteron-Systems (RAAS) und der β-Blocker erzielen, die eine deutliche prognostische Relevanz für Patienten mit Herzinsuffizienz und eingeschränkter Pumpfunktion (HFrEF) besitzen. Mittlerweile sind auch die initial für die Diabetestherapie entwickelten SGLT2-Inhibitoren wichtiger Bestandteil der prognostisch relevanten Therapie. Andere Wirkmechanismen (z.B. sGC Stimulatoren, Myosinaktivatoren) werden derzeit intensiv wissenschaftlich evaluiert.

Das vorliegende Büchlein soll die unterschiedlichen Aspekte, die für die Herzinsuffizienz von Relevanz sind, inkl. Risikofaktoren und Pathophysiologie bis hin zu medikamentösen und interventionellen Therapieformen beleuchten. Daher haben mehrere Expertinnen und Experten des Universitären Herzzentrums Regensburg (UHR) der Universitätsklinik Regensburg neueste Erkenntnisse zusammengefasst.

Im Namen aller Autoren wünsche ich Ihnen viel Freude beim Studium der verschiedenen Beiträge. In der Hoffnung, dass wir Ihnen helfen können, ein besseres Verständnis für die Herzinsuffizienz und deren Therapiemöglichkeiten zu entwickeln, um unsere Patientinnen und Patienten besser behandeln zu können.

HERZliche Grüße

Regensburg, im September 2022 *Lars Maier*

Autoren

Priv.-Doz. Dr. med. Simon Lebek
Department of Molecular Biology
UT Southwestern Medical Center
75390 Dallas, Texas
United States of America

Kap. 2.

alle weiteren Autoren:
Klinik und Poliklinik für Innere Medizin II
Universitätsklinikum Regensburg
93042 Regensburg

Prof. Dr. med. Lars Maier

Kap. 1.

Dr. med. Christine Meindl

Kap. 5.

Priv.-Doz. Dr. med. Julian Mustroph

Kap. 4.

Dr. med. Michael Paulus

Kap. 6.

Dr. med. Sabine Sag

Kap. 1.

Priv.-Doz. Dr. med. Maria Tafelmeier

Kap. 3.

Inhaltsverzeichnis

1. Definition, Epidemiologie und Prognose 10

1.1. Definition 10
1.2. Epidemiologie 10
1.2.1. Inzidenz und Prävalenz 11
1.3. Prognose 13
1.3.1. Morbidität und Mortalität 13
1.3.2. Prognosefaktoren 15
1.4. Literatur 15

2. Risikofaktoren, Pathophysiologie und aktuelle Grundlagenforschung 18

2.1. Risikofaktoren einer Herzinsuffizienz mit reduzierter Ejektionsfraktion 18
2.2. Pathophysiologie 18
2.2.1. Physiologische Kompensationsmechanismen 19
2.2.2. Chronische Aktivierung der neurohumoralen Achse – ein Circulus Vitiosus 19
2.2.3. Natürliche Regulationsmechanismen der neurohumoralen Achse 20
2.3. Aktuelle Grundlagenforschung 20
2.3.1. Regulation der zellulären Natrium- und Kalziumhomöostase 21
2.3.2. Behandlung genetischer Erkrankungen durch *Gene Editing* 22
2.4. Literatur 23

3. Klinisches Bild, Diagnostik und Differentialdiagnostik 26

3.1. Klinisches Bild 26
3.2. Diagnostik 27
3.3. Weiterführende Abklärung 30
3.4. Differentialdiagnostik 31
3.5. Literatur 32

4. Aktueller Therapiealgorithmus der medikamentösen Therapie 34

4.1. Basistherapie der Herzinsuffizienz 35
4.1.1. Betablocker 35
4.1.2. ACE-Hemmer, AT1-Rezeptorantagonisten und der Angiotensin-Rezeptor-Neprilysin-Inhibitor (ARNI) Sacubitril/Valsartan 37
4.1.3. SGLT2-Hemmer 38
4.1.4. Diuretika und Flüssigkeitshaushalt 40
4.2. Weitere pharmakologische Therapieoptionen 41
4.2.1. Vericiguat 41
4.2.2. Ivabradin 42
4.2.3. Digoxin 43
4.2.4. Isosorbid-Dinitrat und Hydralazin (Kombinationspräparat) 43
4.2.5. Eisencarboxymaltose 43
4.3. Impfungen 45
4.4. Allgemeine Hinweise zur Pharmakotherapie 45
4.5. Besondere Krankheitssituationen 45
4.5.1. Hospitalisierung aufgrund von Herzinsuffizienz 45
4.5.2. HFrEF mit Besserung der linksventrikulären Pumpfunktion 46
4.6. Literatur 46

5. Interventionelle Therapie 50
5.1. Sekundäre Mitralklappeninsuffizienz 50
5.2. Sekundäre Trikuspidalklappeninsuffizienz 53
5.3. Literatur 55

6. Aktuelle klinische Studien und Ausblick auf neue Therapiekonzepte 58
6.1. SGLT2-Hemmer 58
6.2. Neuroendokrine Modulation 59
6.3. Diuretika 59
6.4. Inotropika 59
6.5. Vasodilatatoren 60
6.6. Eisensubstitution 61
6.7. Interventionelle Verfahren und Gerätetherapie 61
6.8. Regenerative Medizin 62
6.9. Literatur 67

Index 70

Definition, Epidemiologie und Prognose

1. Definition, Epidemiologie und Prognose

1.1. Definition

Herzinsuffizienz (HF) bezeichnet das Unvermögen des Herzens, das vom Organismus benötigte Herzzeitvolumen zu fördern [1]. Man unterscheidet eine systolische HF mit reduzierter linksventrikulärer Ejektionsfraktion (HFrEF) von einer diastolischen HF, die eine regelrechte linksventrikuläre Ejektionsfraktion ≥50 % aufweist (HFpEF). Bei der diastolischen HF liegen objektivierbare Befunde einer diastolischen Funktionsstörung (z.B. eingeschränkte Relaxationsgeschwindigkeit des LV) mit erhöhtem LV-Füllungsdruck vor [2].

Bei HF handelt sich somit nicht um eine Diagnose, sondern um einen klinischen Symptomkomplex, welcher durch unterschiedliche kardiale Erkrankungen hervorgerufen werden kann. Aufgrund struktureller, funktioneller oder kombinierter kardialer Veränderungen kommt es zu einer Erhöhung der Druckverhältnisse im Herzen. Dies hat zur Folge, dass das benötigte Herzzeitvolumen entweder schon in Ruhe oder erst bei Belastung nicht aufrechterhalten werden kann [2]. Typischerweise berichten Patient*innen von Atemnot und Wassereinlagerungen. Zusätzlich können sich in der klinischen Untersuchung Zeichen der Überwässerung zeigen (z.B. pulmonale Rasselgeräusche).

Grundsätzlich lassen sich drei verschiedene Phänotypen der HF anhand der linksventrikulären Ejektionsfraktion (LVEF) unterscheiden: HFrEF, HF mit leicht reduzierter EF (HFmrEF) und HFpEF (☞ Tab. 1.1) [2].

In diesem Buch wird der Fokus auf der Entität "HFrEF" liegen. Wie in Tab. 1.1 veranschaulicht, müssen zur Diagnosestellung einer HFrEF zusätzlich zu einer eingeschränkten linksventrikulären Pumpfunktion (EF ≤40 %) Symptome und ggf. klinische Zeichen der Überwässerung vorliegen [2]. Da gerade in den Anfangsstadien die Diagnose einer HFrEF aufgrund z.T. unspezifischer Symptome eine Herausforderung darstellen kann, kommt hier der kardiovaskulären Bildgebung eine zentrale Rolle zu [3]. In der Regel wird die linksventrikuläre EF mittels transthorakaler Echokardiographie bestimmt. Alternativ können auch andere Bildgebungsmodalitäten zur EF-Bestimmung verwendet werden (z.B. kardiales MRT).

1.2. Epidemiologie

Die epidemiologische Datenerhebung zur HF unterliegt häufig Störfaktoren. Grundsätzlich ist die Erfassung von chronischen Erkrankungen wie der HF anspruchsvoller als die von Akutereignissen (z.B. Herzinfarkt), weswegen von einer höheren Dunkelzifferrate an HF-Patient*innen auszugehen ist [4]. Außerdem hängt die Datenqualität stark von der Güte der ICD-10-basierten Kodierung ab. So ist beispielsweise eine verlässliche Unterscheidung zwischen HFrEF und HFpEF bislang noch nicht möglich [4]. Erschwert wird eine valide Auswertung zudem durch z.T. unterschiedliche Definitionen von HF bzw. unterschiedliche Grenzwerte bei der Einteilung von HFrEF/HFpEF [4].

HF-Typ		HFrEF	HFmrEF	HFpEF
Kriterien	1	Symptome ± Zeichen*	Symptome ± Zeichen*	Symptome ± Zeichen*
	2	LVEF ≤40 %	LVEF 41-49 %	LVEF ≥50 %
	3	–	–	Objektiver Nachweis von strukturellen und/oder funktionellen kardialen Veränderungen, vereinbar mit einer LV diastolischen Dysfunktion/erhöhten LV Füllungsdrücken, inkl. erhöhter natriuretischer Peptide

Tab. 1.1: Definition der Herzinsuffizienz mit reduzierter (HFrEF), leicht reduzierter (HFmrEF) sowie erhaltener (HFpEF) LVEF (modifiziert nach [2]). * nicht zwingend in frühen HF-Stadien (insbesondere bei HFpEF-Patient*innen) und bei optimal behandelten Patient*innen.

1.2.1. Inzidenz und Prävalenz

Trotz dieser Limitationen in der Datenerhebung lässt sich dennoch ein rückläufiger Trend in der altersadjustierten HF-Inzidenz erkennen, welcher im Wesentlichen auf Fortschritte in der HF-Therapie zurückzuführen ist [5]. Die gesteigerte Lebenserwartung der Allgemeinbevölkerung führt jedoch zu einem weiteren Anstieg der Gesamtinzidenz. Die HF-Inzidenz in der Allgemeinbevölkerung wird derzeit in den meisten Industrieländern auf 200 bis 400 Fälle pro 100.000 Personen jährlich geschätzt, wobei die Prävalenz zwischen 1 und 3 Prozent liegt [5]. Es wird angenommen, dass es sich bei ca. 50 % der HF-Fälle um HFrEF handelt und 50 % der HFpEF bzw. HFmrEF zuzuschreiben sind [2]. Diese Zahlen basieren jedoch hauptsächlich auf Daten von hospitalisierten Patient*innen [2]. Im *ESC Heart Failure Long Term* (ESC-HF-LT)-Register konnte gezeigt werden, dass bei ambulant geführten Patient*innen 60 % eine HFrEF, 24 % eine HFmrEF und 16 % eine HFpEF aufweisen [6].

Alters-, geschlechts- und phänotypspezifische Unterschiede

Das Alter spielt eine wichtige Rolle bei der Entwicklung von HF, weswegen sich eine deutlich höhere Inzidenz und Prävalenz von HF bei Patient*innen mittleren und höheren Alters zeigt [5]. In einer 2016 erschienenen Metaanalyse lag die mediane Prävalenz von HF bei Personen im Alter von ≥60 Jahren bei 11,8 % (4,7-13,3 %), wobei hier die mediane Prävalenz von HFrEF 3,3 % (2,4-5,8 %) betrug [7].

Hinsichtlich geschlechtsspezifischer Unterschiede ist die altersadjustierte Inzidenz und Prävalenz von HF bei Männern zwar höher, allerdings steigt der Anteil an Frauen mit HF mit höherem Alter an, so dass die Prävalenz zwischen beiden Geschlechtern insgesamt ausgeglichen ist [5].

In Deutschland ergab eine Analyse von Krankenkassenroutinedaten der AOK, dass die HF-Prävalenz im Jahr 2010 bei den ≥18-jährigen bei 4,7 % lag (Männer 4,2 %, Frauen 5,0 %) [4, 8]. 89 % der HF-Patient*innen waren 65 Jahre oder älter [8].

Alter in Jahren	Jahresprävalenz			Davon Jahresinzidenz		
	Gesamt	Männer	Frauen	Gesamt	Männer	Frauen
18-24	0,0 %	0,0 %	0,0 %	0,0 %	0,0 %	0,0 %
25-29	0,1 %	0,1 %	0,0 %	0,0 %	0,0 %	0,0 %
30-34	0,1 %	0,1 %	0,1 %	0,0 %	0,0 %	0,0 %
35-39	0,2 %	0,2 %	0,1 %	0,1 %	0,1 %	0,1 %
40-44	0,4 %	0,5 %	0,3 %	0,1 %	0,2 %	0,1 %
45-49	0,7 %	0,9 %	0,5 %	0,3 %	0,4 %	0,2 %
50-54	1,4 %	1,8 %	1,0 %	0,5 %	0,7 %	0,3 %
55-59	2,7 %	3,4 %	2,0 %	0,9 %	1,2 %	0,6 %
60-64	4,3 %	5,3 %	3,4 %	1,3 %	1,7 %	1,0 %
65-69	6,9 %	8,0 %	5,9 %	1,9 %	2,4 %	1,5 %
70-74	10,7 %	11,7 %	9,8 %	2,8 %	3,3 %	2,4 %
75-79	16,8 %	17,6 %	16,3 %	4,0 %	4,6 %	3,7 %
80-84	24,3 %	24,1 %	24,4 %	5,4 %	6,0 %	5,1 %
85-89	33,4 %	31,8 %	33,9 %	6,7 %	7,4 %	6,5 %
90-94	40,7 %	38,3 %	41,2 %	7,3 %	8,1 %	7,1 %
≥95	47,2 %	45,0 %	47,5 %	7,4 %	9,2 %	7,1 %
Insgesamt	4,7 %	4,2 %	5,0 %	1,2 %	1,2 %	1,1 %

Tab. 1.2: Erkrankungshäufigkeiten HF 2010 nach Altersklassen und Geschlecht (modifiziert nach [8], Versorgungs-Report 2013/2014).

Tab. 1.2 und Abb. 1.1 zeigen die Erkrankungshäufigkeiten nach Altersgruppen und Geschlecht aufgeteilt. Die im Vergleich zu männlichen Patienten höhere Jahresprävalenz bei Frauen lässt sich auf deren höhere Lebenserwartung zurückführen. Bis 79 Jahre ist der Anteil an Männern mit HF stets höher als der Anteil an Frauen. Erst ab 80 Jahre kehrt sich das Verhältnis um (☞ Tab. 1.2, Abb. 1.1) [8]. Die Inzidenz im Jahre 2010 lag in dieser Kohorte bei 1,2 % mit einem ausgeglichenen Verhältnis zwischen Männern und Frauen (1,2 % vs. 1,1 %; ☞ Tab. 1.2, Abb. 1.1) [8].

Abb. 1.1 veranschaulicht nochmals graphisch die Inzidenz und Prävalenz von HF bei Männern und Frauen in den jeweiligen Altersgruppen im Jahr 2010 in Deutschland [4, 8].

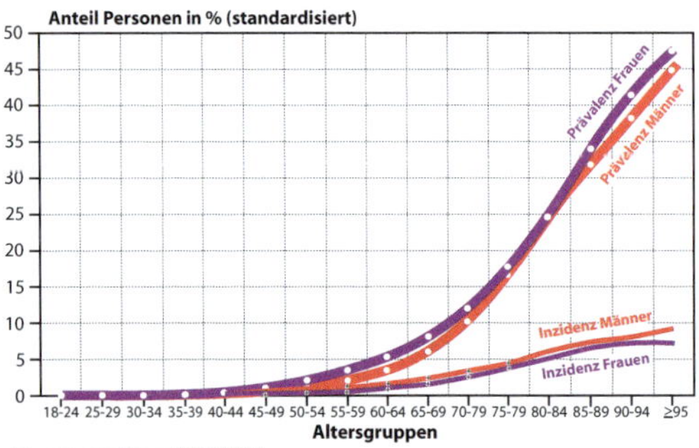

Versorgungs-Report 2013/2014

Abb. 1.1: Altersabhängige Prävalenz und Inzidenz der HF in Deutschland 2010 (modifiziert nach [8]).

In der CARLA-Studie, einer bevölkerungsbezogenen Studienkohorte (n=1779) aus Halle an der Saale, fanden sich auch Hinweise für geschlechtsspezifische Unterschiede bezogen auf den HF-Phänotyp. So trat in dieser Studie HFrEF häufiger bei Männern auf, während die Geschlechterverteilung bei HFpEF in etwa gleich war [4, 9]. Die altersadjustierte Prävalenz von HFrEF lag für Männer bei 4,6 %, für Frauen bei 3,8 %. Abb. 1.2 zeigt die HF-Prävalenz in der CARLA-Kohorte aufgeteilt nach Alter, Geschlecht und Phänotyp [4]. In den Altersgruppen bis 80 Jahren bei Männern bzw. 60 Jahren bei Frauen liegt als dominierender Phänotyp HFrEF vor, danach überwiegt der HFpEF-Phänotyp (☞ Abb. 1.2).

Was die Verteilung der drei HF-Phänotypen angeht, so zeigte eine Analyse echokardiographischer Daten der Framingham-Studie einen Anstieg der HFpEF-Prävalenz in den letzten drei Jahrzeiten im Vergleich zur Gesamtprävalenz (von 41 % auf 56 %), wohingegen die Diagnosen HFrEF und HFmrEF weniger häufig gestellt wurden (☞ Tab. 1.3) [10].

Die Autoren erklären sich diesen Trend mit einer besseren Kontrolle der HFrEF-Risikofaktoren (z.B. bessere und schnellere Behandlung der koronaren Herzerkrankung) sowie mit einer steigenden Inzidenz von HFpEF-Risikofaktoren, in erster Linie der arteriellen Hypertonie. Zudem könnte auch eine stärkere Sensibilisierung für die Diagnose HFpEF zu dieser Entwicklung beigetragen haben [10].

Ethnische und sozioökonomische Einflussfaktoren

Das Lebenszeitrisiko für die Entwicklung einer HF scheint bei kaukasischen und afroamerikanischen Patient*innen ähnlich zu sein, wobei jüngere afro-

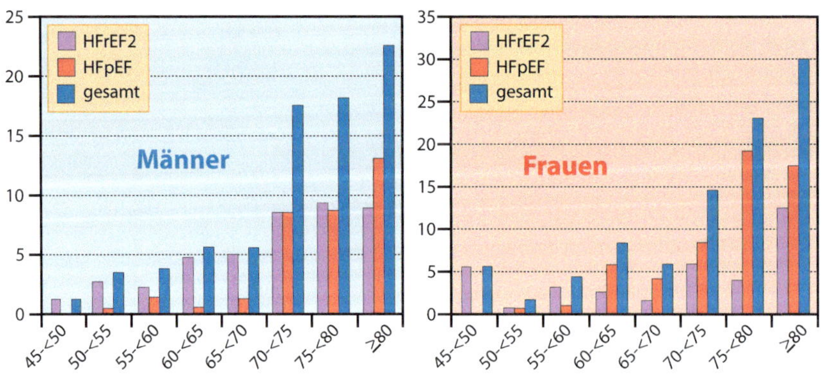

Versorgungs-Report 2013/2014

Abb. 1.2: HF-Prävalenz nach Alter, Geschlecht und Form (modifiziert nach [4]).

Dekade	Anteil mit LVEF (%)			Alters- und geschlechtsadjustierte OR (95%-CI) für LV systolische Dysfunktion, LVEF <50 %	p-Wert
	<40	40-<50	≥50		
Teilnehmer mit HF					
1985-1994	44,10	14,93	40,97	1,00 (Referenz)	–
1995-2004	43,94	12,67	43,40	0,93 (0,67-1,28)	0,64
2005-2014	31,06	12,77	56,17	0,54 (0,38-0,77)	0,0007
p-Wert für Trend über Dekaden*	0,002	0,66	0,001	0,74 (0,62-0,89)	0,001**

Tab. 1.3: Prävalenz der HF-Phänotypen über drei Jahrzehnte (modifiziert nach [10]). * Vergleiche innerhalb LVEF-Kategorie. ** p-Wert für Trend über Dekaden.

amerikanische Patient*innen empfänglicher für eine HF-Manifestation zu sein scheinen [5]. Mit steigendem Alter gleicht sich dieser Trend aus [5].

Im Gegensatz zu dem vergleichsweise geringen Einfluss ethnischer Unterschiede auf die HF-Empfänglichkeit wird der sozioökonomische Status als wesentlicher Faktor für das HF-Risiko angesehen. Conrad et al. konnten in ihrer bevölkerungsbezogenen Studie an 4 Millionen Personen zeigen, dass Individuen im untersten sozioökonomischen Fünftel ein höheres HF-Risiko im Vergleich zum obersten Fünftel aufweisen (☞ Abb. 1.3). Besonders ausgeprägt war der Unterschied in jüngeren Altersgruppen [5, 11].

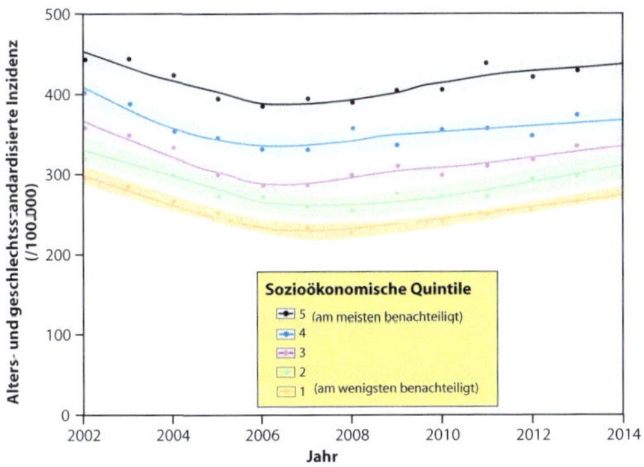

Abb. 1.3: HF-Inzidenz 2002-2014 nach sozioökonomischem Status (aufgeteilt in Quintilen; modifiziert nach [11]).

1.3. Prognose

Obwohl sich die Prognose von HF-Patient*innen seit der ersten Behandlungsstudie vor einigen Jahrzehnten deutlich verbessert hat, ist sie dennoch eingeschränkt und viele Patient*innen berichten über eine deutliche Beeinträchtigung ihrer Lebensqualität [2]. Zudem beschränkt sich die Prognoseverbesserung in Ermangelung prognoserelevanter HFpEF-Therapien bislang auf Patient*innen mit HFrEF [2]. Mit den vielversprechenden Ergebnissen der EMPEROR-preserved-Studie [12], sowie der DELIVER-Studie, werden zukünftig hoffentlich auch HFpEF-Patient*innen prognostisch profitieren.

1.3.1. Morbidität und Mortalität

Ambulante Patient*innen

Bei ambulanten HF-Patient*innen der Industrieländer wird die 1-Jahres-Mortalität in Beobachtungsstudien zwischen 5 und 10 % angegeben, wohingegen sie in nationalen Registern, Entwicklungsregionen und bei älteren Erwachsenen deutlich höher liegt (zwischen 10 und 20 %) [5]. So fand sich im ESC-HF-LT-Register, einer prospektiven Beobachtungsstudie an 9.134 Patient*innen, eine 1-Jahres-Mortalität von 8,8 % für ambulante Patient*innen mit HFrEF. Für ambulante HFmrEF-Patient*innen lag die 1-Jahres-Mortalität bei 7,6 %, für ambulante HFpEF-Patient*innen bei 6,3 % [5, 6]. Im IMPROVE-HF-Register, einem nationalen Register in den USA, fand sich hingegen eine 2-Jahres-Mortalität von 22 % für ambulante HFrEF-Patient*innen [5, 13]. Positiv zu erwähnen ist, dass die Mortalität ambulanter HFrEF-Patient*innen in den vergangenen 20 Jahren gesunken ist, was aber stark von der Umsetzung einer entsprechenden Leitlinien-gerechten HF-Therapie abhängig ist [5].

Was die Morbidität ambulant geführter Patient*-innen angeht, so wurden im ESC-HF-LT-Register 14,6 % der HFrEF-Patient*innen innerhalb eines

Jahres wegen HF im Krankenhaus behandelt. HFmrEF- und HFpEF-Patient*innen wurden weniger häufig innerhalb eines Jahres wegen HF stationär aufgenommen (<10 %) [5, 6].

Bemerkenswert ist, dass die Prognose von Patient*innen mit initialer HFrEF-Diagnose, bei denen sich die EF im Verlauf gebessert hat, grundsätzlich besser zu sein scheint als von HFpEF-Patient*innen bzw. Patient*innen mit persistierender HFrEF [5].

Stationäre Patient*innen

Im Gegensatz zu den ambulant führbaren Patient*innen übersteigt die 1-Jahres-Mortalität bei hospitalisierten Patient*innen im Allgemeinen 20 %, wobei sie in mehreren nationalen Registern auch deutlich höher (30 %) angegeben wird [5].

Hinsichtlich der kurzfristigen Prognose liegt die Krankenhausmortalität aktuell unter 10 % in den entwickelten Ländern [5].

Einen Sonderfall stellt die Herzinfarkt-bedingte HF dar. Trotz sinkender HF-Inzidenz nach Myokardinfarkt, beträgt die 1-Jahres-Mortalität weiterhin >30 %, z.T. auch >40 % [5].

Deutsche Versorgungsdaten zeigen nach einem leichten Rückgang der Hospitalisationsrate 2018 einen Wiederanstieg für das Jahr 2019. Laut Deutschem Herzbericht 2020 lag die altersadjustierte vollstationäre HF-Hospitalisationsrate im Jahr 2019 für Frauen bei 417 und für Männer bei 604 pro 100.000 Einwohner (☞ Abb. 1.4) [14].

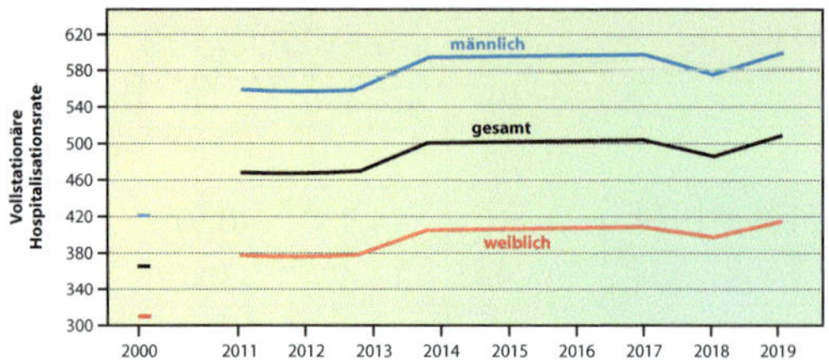

Abb. 1.4: Entwicklung der alters- und geschlechtsstandardisierten vollstationären Hospitalisationsrate der HF 2000 sowie 2011-2019. Berechnung auf Grundlage von Daten des Statistischen Bundesamtes (modifiziert nach [14]).

Abb. 1.5 vergleicht die Hospitalisationsraten der Jahre 2011 und 2019 in den einzelnen Altersgruppen. Diese liegen in allen Altersgruppen 2019 höher als in 2011, besonders ausgeprägt ist der Unterschied bei den Patient*innen ≥85 Jahre [14].

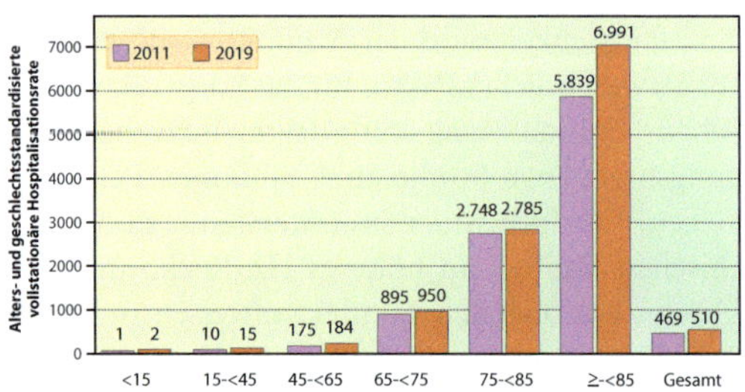

Abb. 1.5: Veränderung der alters- und geschlechtsstandardisierten vollstationären Hospitalisationsrate der HF von 2011 auf 2019 nach Altersgruppen. Berechnung auf Grundlage von Daten des Statistischen Bundesamtes (modifiziert nach [14]).

Frauen wurden in den Jahren 2011-2019 weniger häufiger wegen einer Herzinsuffizienz stationär behandelt (☞ Tab. 1.4) [14].

	2011	2012	2013	2014	2015	2016	2017	2018	2019
Altersspezifische Fallzahl je 100.000 Einwohner									
<15 Jahre	1	2	2	2	2	2	2	3	2
15-<45 Jahre	11	11	11	12	13	13	13	13	14
45-<65 Jahre	164	166	166	181	183	186	184	180	188
≥65 Jahre	2.038	2.059	2.098	2.264	2.296	2.326	2.353	2.283	2.423
Alters- und geschlechtsstandardisierte Fallzahl je 100.000 Einwohner									
Insgesamt	469	467	469	500	501	503	504	487	510
Männlich	559	557	559	593	597	597	598	576	604
Weiblich	379	377	379	406	405	409	410	398	417

Tab. 1.4: Krankenhausaufnahmen von Patient*innen mit HF nach Alter und Geschlecht in den Jahren 2011 bis 2019, Daten des Statistischen Bundesamtes (Gesundheitsberichtserstattung des Bundes (modifiziert nach [14]).

Trotz der steigenden Morbidität mit höheren Hospitalisationsraten, sinkt die Mortalität erfreulicherweise in den vergangenen Jahren in Deutschland. So zeigte sich im Jahre 2019 mit 37,6 pro 100.000 Einwohner die niedrigste Sterblichkeitsrate seit 2011 (☞ Abb. 1.6) [14].

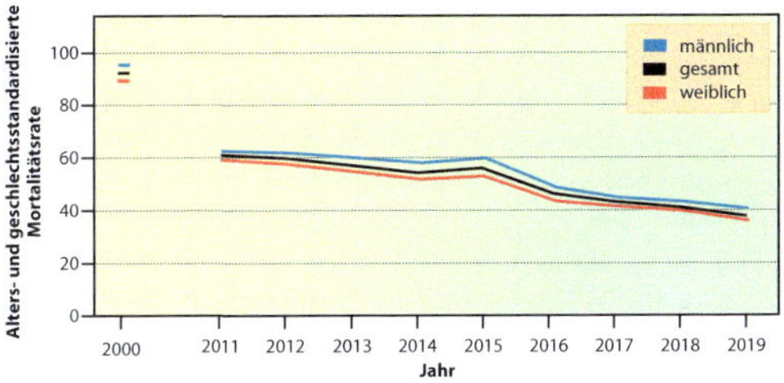

Abb. 1.6: Entwicklung der alters- und geschlechtsstandardisierten Mortalitätsrate der HF in Deutschland im Jahr 2000 und in den Jahren 2011 bis 2019, Berechnung auf Grundlage von Daten des Statistischen Bundesamtes (modifiziert nach [14]).

Insgesamt weist der Deutsche Herzbericht 2020 aber darauf hin, dass die Versorgungsdaten kritisch zu bewerten sind. Die sinkende Mortalität könnte auch mit einer Verbesserung der Kodierung zusammenhängen, welche eine bessere Abgrenzung der HF von Herzklappen- und Rhythmuserkrankungen zulasse. Zudem ist für HF-Patient*innen besonders die poststationäre Betreuung, gerade in Anbetracht der kürzeren Krankenhausverweildauer, von entscheidender Betreuung. Patient*innen, die zuhause versterben, werden durch obige Zahlen nicht abgebildet [14].

1.3.2. Prognosefaktoren

Multivariate HF-Prognosemodelle kombinieren prognostisch relevante Faktoren, haben sich allerdings bislang in der Praxis zur individuellen Prognosevorhersage nicht etablieren können [4]. Dennoch ist die Kenntnis prognostisch ungünstiger Faktoren für die Behandlung von HF-Patient*innen von großer Bedeutung. Mit einem ungünstigen Verlauf sind u.a. folgende Faktoren assoziiert [4]:

- Höheres Alter, männliches Geschlecht
- Höhere NYHA-Klasse
- Hohe Ruheherzfrequenz, niedriger systolischer Blutdruck
- Zeichen der Nieren- und Leberinsuffizienz, erhöhte kardiale Marker
- Kardiale und nicht-kardiale Begleiterkrankungen
- Unzureichende Therapieadhärenz
- Klinische Ereignisse (z.B. Hospitalisationen)

1.4. Literatur

1. Herold G (2016) Innere Medizin, Kardiologie. (S. 143-327). Gerd Herold, Köln

2. McDonagh TA, Metra M, Adamo M, Gardner RS, Baumbach A, Böhm M, et al. 2021 ESC Guidelines for the diagnosis and treatment of acute and chronic heart failure. Eur Heart J 2021; 42: 3599–726.

3. St. John Sutton M, Morrison AR, Sinusas AJ, Ferrari VA (2020). Cardiac Imaging in Heart Failure. In Felker GM, Mann DL (Hrsg). Heart failure: A companion to Braunwald's heart disease (4. Auflage), (S. 418-447). Elsevier, Philadelphia, PA

4. Bundesärztekammer (BÄK), Kassenärztliche Bundesvereinigung (KBV), Arbeitsgemeinschaft der Wissenschaftlichen Medizinischen Fachgesellschaften (AWMF). Nationale Versorgungsleitlinie Chronische Herzinsuffizienz – Langfassung, 3. Auflage. Version 3. 2019

5. Kalogeropoulus AP, Papadimitriou L, Butler J (2020). Epidemiology of Heart Failure. In Felker GM, Mann DL (Hrsg). Heart failure: A companion to Braunwald's heart disease (4. Auflage), (S. 244-253). Elsevier, Philadelphia, PA

6. Chioncel O, Lainscak M, Seferovic PM, Anker SD, Crespo-Leiro MG, Harjola V-P, et al. Epidemiology and one-year outcomes in patients with chronic heart failure and preserved, mid-range and reduced ejection fraction: an analysis of the ESC Heart Failure Long-Term Registry. Eur J Heart Fail 2017;19:1574-85.

7. van Riet EE, Hoes AW, Wagenaar KP, Limburg A, Landman MAJ, Rutten FH. Epidemiology of heart failure: the prevalence of heart failure and ventricular dysfunction in older adults over time. A systematic review. Eur J Heart Fail 2016;18:242-252.

8. Kaduszkiewicz H, Gerste B, Eisele M, Schäfer I, Scherer M. (2014) Herzinsuffizienz: Epidemiologie und Versorgung. In: Klauber J, Günster C, Gerste B, Robra B-P, Schmacke N, (Hrsg). Versorgungs-Report 2013/2014, Schwerpunkt: Depression. (S. 209-229). Schattauer, Stuttgart.

9. Tiller D, Russ M, Greiser KH, Nuding S, Ebelt H, Kluttig A, et al. Prevalence of symptomatic heart failure with reduced and with normal ejection fraction in an elderly general population-the CARLA study. PloS one 2013; 8: e59225.

10. Vasan RS, Xanthakis V, Lyass A, Andersson C, Tsao C, Cheng S, et al. Epidemiology of left ventricular systolic dysfunction and heart failure in the Framingham Study: An echocardiographic study over 3 decades. JACC Cardiovasc Imaging 2018;11:1-11.

11. Conrad N, Judge A, Tran J, Mohseni H, Hedgecott D, Crespillo AP, et al. Temporal trends and patterns in heart failure incidence: a population-based study of 4 million individuals. Lancet 2018;391:572-580.

12. Anker SD, Butler J, Filippatos G, Ferreira JP, Bocchi E, Böhm M, et al. Empagliflozin in Heart Failure with a Preserved Ejection Fraction. N Engl J Med 2021;385: 1451-1461.

13. Fonarow GC, Albert NM, Curtis AB, Gheorghiade M, Heywood JT, Liu Y, et al. Associations between outpatient heart failure process-of-care measures and mortality. Circulation 2011;123:1601-1610.

14. Birner C, Frey N, Laufs U et al. (2021). Herzinsuffizienz. In Deutsche Herzstiftung e. V. (Hrsg) 32. Deutscher Herzbericht 2020. (S. 105-115). Thieme, Stuttgart.

Risikofaktoren, Pathophysiologie und aktuelle Grundlagenforschung

2. Risikofaktoren, Pathophysiologie und aktuelle Grundlagenforschung

2.1. Risikofaktoren einer Herzinsuffizienz mit reduzierter Ejektionsfraktion

Die Genese einer Herzinsuffizienz mit reduzierter Ejektionsfraktion ist multifaktoriell und mit einer Vielzahl an Risikofaktoren assoziiert [1-3]. Prinzipiell muss man dabei zwischen Faktoren unterscheiden, die lediglich mit dem Auftreten einer Herzinsuffizienz einhergehen und denen, die tatsächlich mechanistisch zu einer Herzinsuffizienz führen können. Eine Modifikation letzterer hat dann auch direkte Auswirkungen auf den Krankheitsverlauf. Viele Studien betrachten Risikofaktoren einer Herzinsuffizienz im Allgemeinen und unterscheiden nicht zwischen einer Herzinsuffizienz mit erhaltener (HFpEF) und reduzierter Ejektionsfraktion (HFrEF). Dies ist jedoch nur zum Teil hilfreich, da beiden Hauptentitäten unterschiedliche Mechanismen und damit auch unterschiedliche Risikofaktoren zugrunde liegen können [2]. Deshalb ist es wichtig die Risikofaktoren beider Entitäten getrennt voneinander zu betrachten.

Neue Erkenntnisse brachten die Daten der groß angelegten Beobachtungsstudie *"Prevention of Renal and Vascular End-stage Disease"* (PREVEND), in der 8.592 Einwohner von Groningen, Niederlanden, über einen medianen Zeitraum von 11,5 Jahren beobachtet wurden [3]. In diesem Zeitraum haben 374 Menschen (4,4 %) eine Herzinsuffizienz entwickelt, 241 (66 %) davon mit reduzierter Ejektionsfraktion. Als Risikofaktoren für die Entwicklung einer HFrEF konnten dabei das männliche Geschlecht, höheres Alter, Übergewicht, aktive Raucher, koronare Herzkrankheit und stattgehabter Myokardinfarkt, erhöhte Troponin-Spiegel und gesteigerte NT-proBNP-Spiegel identifiziert werden [3].

Diese Risikofaktoren wurden weiterhin in einer groß angelegten Analyse von 138.388 amerikanischen Krankenversicherungsnehmern bestätigt [1]. Weitere wichtige Risikofaktoren sind hereditäre Kardiomyopathien, arterielle Hypertonie, Diabetes mellitus, Arrhythmien (z.B. Vorhofflimmern), Herzklappenfehler, eine chronische Nierenerkrankung, eine chronische Lungenerkrankung (z.B. COPD), psychosoziale Faktoren und ein überstandener Schlaganfall. Daneben gibt es jedoch noch eine Vielzahl an Noxen, die die Kontraktilität des Myokards direkt schädigen können (z.B. Ethanol oder verschiedene Chemotherapeutika) [2, 5]. Die wichtigsten Risikofaktoren, die mit der Entstehung einer Herzinsuffizienz mit reduzierter Ejektionsfraktion assoziiert sind, sind in Abb. 2.1 schematisch dargestellt.

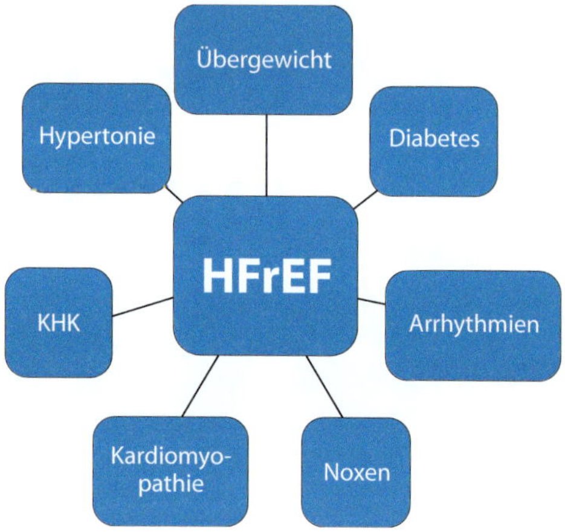

Abb. 2.1: Wichtige Risikofaktoren einer Herzinsuffizienz mit reduzierter Ejektionsfraktion (HFrEF).

Betrachtet man die einzelnen Risikofaktoren, erkennt man, dass eine Vielzahl davon modifizierbar ist. Dort setzen prognosebestimmende Therapiemaßnahmen an, die u.a. in Kap. 4. näher besprochen werden. Man erkennt außerdem, dass einige Risikofaktoren auch nicht-medikamentös ohne die Hilfe des Arztes beeinflussbar sind, wie z.B. das Körpergewicht oder der Verzicht auf Noxen.

2.2. Pathophysiologie

Während einige der oben genannten Risikofaktoren lediglich mit dem Auftreten einer HFrEF assoziiert sind, besteht für manche ein direkter pathomechanistischer Zusammenhang. Es soll betont werden, dass sich die Mechanismen einer Herzinsuffizienz mit erhaltener Ejektionsfraktion (HFpEF) von denen einer HFrEF unterscheiden.

Im Folgenden werden die Mechanismen vorgestellt, die zur Entstehung einer HFrEF führen. Die Entwicklung einer klinisch apparenten HFrEF ist ein komplexes Zusammenspiel zwischen strukturellen und funktionellen Prozessen im Herzen, autonomen Nervensystem, der Niere und den Gefäßen [4-7].

Der Krankheitsprozess beginnt mit einer initialen Schädigung von Herzmuskelzellen, was plötzlich (z.B. nach einem Herzinfarkt) oder allmählich durch den Einfluss verschiedener anderer Erkrankungen (z.B. arterieller Hypertonie) oder auch Noxen passieren kann [2, 5]. Weiterhin kann es auch im Rahmen von Kardiomyopathien zur Schädigung des Myokards kommen. Kardiomyopathien sind erbliche Erkrankungen mit bestimmten Mutationen im Genom, die häufig die Sarkomerfunktion oder Strukturproteine betreffen und damit die Kontraktilität und Integrität der Herzmuskelzelle schädigen.

2.2.1. Physiologische Kompensationsmechanismen

Nach der initialen Schädigung des Herzens und einem Abfall des Herzzeitvolumens werden verschiedene kompensatorische Prozesse in Gang gesetzt, die versuchen das Herzzeitvolumen aufrecht zu erhalten. Der Abfall des Herzzeitvolumens wird von Barorezeptoren der arteriellen Gefäße als Volumenmangel wahrgenommen, was eine Hemmung des Parasympathikus und Aktivierung des Sympathikus bedingt [8]. Es folgt eine Steigerung der Herzfrequenz sowie eine kurzfristige Steigerung der Schlagkraft des Herzens. Der Sympathikus führt weiterhin zu einer gesteigerten Renin-Produktion in den Nieren. Da bei der Herzinsuffizienz eine Aktivierung des Sympathikus eng mit dem im Folgenden vorgestellten Renin-Angiotensin-Aldosteron-System (RAAS) verbunden ist, wird dies auch als neurohumorale Achse bezeichnet. Renin ist ein Enzym, das Angiotensinogen zu Angiotensin I spaltet, welches wiederum durch das *Angiotensin Converting Enzyme* (ACE) in Angiotensin II überführt wird. Angiotensin II bedingt eine Konstriktion der Blutgefäße, was zu einer Steigerung des Blutdrucks führt und den Abfall des Herzzeitvolumens kompensiert. Weiterhin steigert Angiotensin II die Ausschüttung von Aldosteron aus der Nebennierenrinde sowie des antidiuretischen Hormons (ADH) aus dem Hypophysenhinterlappen, was eine gesteigerte Natrium- und Wasserretention in der Niere zur Folge hat. Dieser Mechanismus, der auch als Renin-Angiotensin-Aldosteron-System bekannt ist, kann also den initialen Abfall des Herzzeitvolumens durch eine Verengung der Blutgefäße und eine Steigerung des intravasalen Flüssigkeitsvolumens kompensieren [6, 8].

2.2.2. Chronische Aktivierung der neurohumoralen Achse – ein Circulus Vitiosus

Erholt sich das Herz nach einer Schädigung nicht, kann sich eine chronische Herzinsuffizienz entwickeln. Hier unterscheidet man zwischen einem Vorwärtsversagen, also wenn der Auswurf des Blutes in den Kreislauf eingeschränkt ist, und dem Rückwärtsversagen, wenn das Herz das Blut aus dem venösen System nicht mehr ausreichend abpumpen kann. Es kommt dann zu einer chronischen Aktivierung des Sympathikus und des Renin-Angiotensin-Aldosteron-Systems, als Versuch das Herzzeitvolumen aufrecht zu erhalten. Dies führt zu einer dauerhaft gesteigerten Ausschüttung von Katecholaminen (z.B. Noradrenalin) und Angiotensin II mit folglich erhöhtem Blutdruck (arterielle Hypertonie) und erhöhter Nachlast. Gleichzeitig erhöht sich auch der Druck im venösen System (Vorlast) mit potenziell gesteigerten ventrikulären Füllungsdrücken. Beides hat mit der Zeit eine weitere Schädigung des Herzens zur Folge. Weiterhin führt eine dauerhaft vermehrte Rückresorption von Wasser in den Nieren zu einer Volumenüberladung des Kreislaufs was in einer exzentrischen Hypertrophie des linken Ventrikels münden kann [6]. Spätestens dann, wenn sich das überschüssige Wasser zum Beispiel in der Lunge (Lungenödem) oder in den Beinen (Beinödeme) einlagert, merkt der Patient die typischen Symptome einer Herzinsuffizienz. Hier setzen dann symptomatisch Diuretika an, die zu einer vermehrten Volumenausscheidung führen [2].

Herz	Niere	Gefäße
• Arrhythmien • Hypertrophie • Na^+/Ca^{++}-Dysbalance • Fibrose • Zelltod • Inflammation • Oxidativer Stress	• Nierendurchblutung ↓ • Renin ↑ • RAAS ↑ • Na^+ ↑ • Wasser ↑	• Vasokonstriktion • Reagibilität ↓

Tab. 2.1: Folgen der Aktivierung der neurohumoralen Achse in Herz, Niere und den peripheren Gefäßen.

Katecholamine und die Botenstoffe des Renin-Angiotensin-Aldosteron-Systems haben über die Zeit auch direkte Auswirkungen auf die Herzmuskelzelle und bedingen ein schädliches Remodeling. Darunter versteht man reaktive Umbauvorgänge in den Herzmuskelzellen, die durch einen veränderten Zellmetabolismus, Hypertrophie, Inflammation, oxidativen Stress, Fibrose und Zelltod (Apoptose und Nekrose) gekennzeichnet sind [6, 8]. In den letzten Jahren ist dabei auch eine vermehrte Dysbalance der zellulären Natrium- und Kalzium-Homöostase in den Fokus aktueller grundlagenwissenschaftlicher Untersuchungen gerückt (☞ Kap. 2.3.1.) [4, 5]. Diese reaktiven Prozesse führen zu einer weiteren Einbuße der Herzfunktion und des Herzzeitvolumens, was damit eine weitere Stimulation der neurohumoralen Achse zur Folge hat. Ziel aktueller Herzinsuffizienztherapie ist es, diesen Circulus Vitiosus zu durchbrechen. So verwendet man Betablocker zur Hemmung des Sympathikus sowie ACE-Hemmer/AT1-Rezeptor-Antagonisten und Aldosteron-Antagonisten zur Inhibition des Renin-Angiotensin-Aldosteron-Systems [2].

2.2.3. Natürliche Regulationsmechanismen der neurohumoralen Achse

Es existieren verschiedene natürliche Mechanismen, die den Sympathikus und das Renin-Angiotensin-Aldosteron-System im Rahmen einer Herzinsuffizienz regulieren können. Hier sind vor allem die natriuretischen Peptide ANP und BNP (*Atrial Natriuretic Peptide* und *B-Type Natriuretic Peptide*) zu nennen [6, 9]. Beide sind natriuretische Hormone, welche bei vermehrter Wandspannung im Herzen freigesetzt werden. Sie wirken sowohl an den Gefäßen, wo sie eine Vasodilatation vermitteln, als auch an den Nieren, wo sie die Ausscheidung von Natrium und Wasser fördern. Daneben haben ANP und BNP antihypertrophe, antifibrotische und antiinflammatorische Effekte [9]. Sie wirken durch eine Aktivierung der Guanylatzyklase, welche zyklisches Guanosin-Monophosphat (cGMP) produziert. CGMP ist ein intrazellulärer Botenstoff, der verschiedene Proteinkinasen, Ionenkanäle und Phosphodiesterasen reguliert. Abgebaut werden ANP und BNP durch die Endopeptidase Neprilysin [9]. Verschiedene klinische Studien konnten die positiven Eigenschaften der natriuretischen Peptide, sowie ihrer Signalkaskade über die Guanylatzyklase und cGMP bereits im Menschen bestätigen. So wundert es nicht, dass sowohl ein direkter Stimulator der löslichen Guanylatzyklase (Vericiguat) als auch ein Inhibitor des Abbau-Enzyms Neprilysin (Sacubitril) Eingang in die Leitlinie zur Behandlung der chronischen Herzinsuffizienz gefunden haben [2].

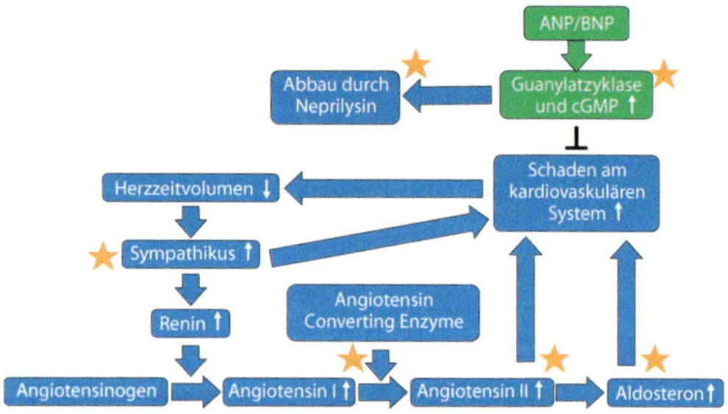

Abb. 2.2: Circulus Vitiosus der zur Entstehung einer chronischen Herzinsuffizienz führt. Die Sterne markieren die Ansatzpunkte der Medikamente, die zur Behandlung einer Herzinsuffizienz eingesetzt werden. Man erkennt, wie wichtig detaillierte Kenntnisse über die zugrundeliegenden Pathomechanismen sind.

2.3. Aktuelle Grundlagenforschung

Wie Abb. 2.2 verdeutlicht, sind detaillierte Kenntnisse über den Pathomechanismus von Erkrankungen von essenzieller Bedeutung, da sich so neue Angriffsziele für Behandlungsstrategien finden. Hierfür kommt der grundlagenwissenschaftlichen Forschung im Labor eine tragende Rolle zu.

2.3.1. Regulation der zellulären Natrium- und Kalziumhomöostase

In den letzten Jahren sind verschiedene Regulationsmechanismen des zellulären Natrium- und Kalziumhaushalts, welche eng mit der elektromechanischen Kopplung zusammenhängen, in den Fokus intensiver Forschung gekommen. Nach der initialen Depolarisation der Zelle, kommt es zum Einwärtsstrom von Kalzium in die Zelle, was zur Kontraktion der Herzmuskelle führt. Während der Diastole wird das Kalzium mit Hilfe der SERCA in das Sarkoplasmatische Retikulum und mit Hilfe des Natrium/Kalzium-Austauschers in den extrazellulären Raum gepumpt, bevor es wieder zu Depolarisation kommt. Dieser Zyklus ist ein charakteristischer Prozess, der sich in Form sogenannter Kalziumtransienten darstellen lässt [4, 10].

Interessanterweise hat sich gezeigt, dass es sowohl bei der Herzinsuffizienz als auch bei einer ihrer häufigsten Komorbiditäten, dem Vorhofflimmern, zu einer gesteigerten Expression und Aktivität der Ca/Calmodulin-abhängigen Proteinkinase II (CaMKII) kommt [10]. Aktiviert wird dieses Stressenzym unter anderem durch eine gesteigerte Sympathikus-Aktivierung, oxidativen Stress und durch verschiedene Noxen (z.B. Ethanol), also Faktoren, die bereits weiter oben bei der Genese einer Herzinsuffizienz beschrieben wurden [5, 10]. Die CaMKII ist ein, wenn nicht der, zentrale Regulator der zellulären Natrium- und Kalziumhomöostase. So phosphoryliert die CaMKII unter anderen den herzspezifischen Ryanodinrezeptor Typ 2 (RyR2), was zu einer gesteigerten diastolischen Offenwahrscheinlichkeit dieses Kalziumkanals führt. Dies bedingt eine vermehrte Kalziumfreisetzung aus dem Sarkoplasmatischen Retikulum (SR) während der Diastole, das sogenannte diastolische SR Kalziumleck [11]. Dies führt zum einen zu einer Entleerung des zellulären Kalziumspeichers, was bereits mit der kontraktilen Dysfunktion im Rahmen der Herzinsuffizienz in Verbindung gebracht wurde. Zum anderen begunstigt das diastolische SR Kalziumleck auch das Auftreten sogenannter später Nachdepolarisationen (DADs), welches ein wichtiger Trigger für die bei der Herzinsuffizienz häufig auftretenden Arrhythmien ist [10].

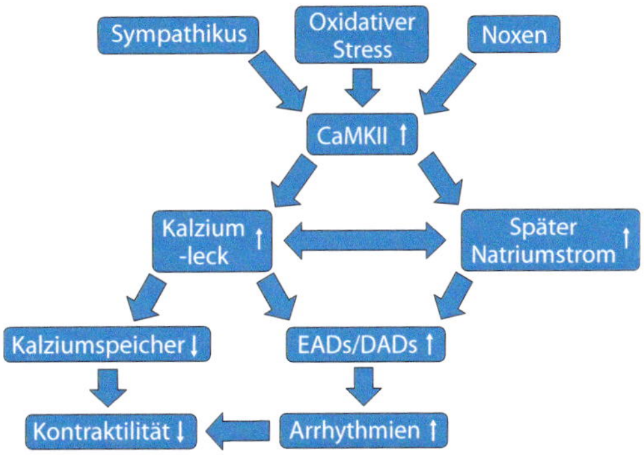

Abb. 2.3: Schematische Darstellung der CaMKII-abhängigen Signalkaskade. Die zelluläre Natrium- und Kalziumhomöostase hängen eng zusammen. Geraten sie aus dem Gleichgewicht, kann es eine eingeschränkte Kontraktilität sowie Arrhythmien zur Folge haben.

Neben der Kalziumhomöostase reguliert das Stressenzym CaMKII auch den zellulären Natriumhaushalt, indem es den Natriumkanal Nav1.5 phosphoryliert und damit den späten Natriumeinstrom in die Zelle steigert. Dies führt zu einer verlängerten Aktionspotentialdauer, was das Auftreten früher Nachdepolarisationen (EADs) begünstigt. Auch diese sind bedeutende Trigger für Arrhythmien. Weiterhin kann der späte Natriumstrom einen zellulären Natriumüberschuss zur Folge haben, was den Kalziumexport über den Natrium/Kalzium-Austauscher erschwert und so die diastolische Kalziumkonzentration erhöht. Letzteres kann wiederum die diastolische Offenwahrscheinlichkeit des Ryanodinrezeptors steigern, was damit indirekt auch ein diastolisches SR-Kalziumleck begünstigt [10].

Die zelluläre Natrium- und Kalziumhomöostase sind also eng miteinander verbunden. Bedenkt man, dass die beschriebenen schädlichen Mechanismen durch die CaMKII reguliert werden, stellt dieses Stressenzym ein vielversprechendes Ziel für eine medikamentöse Inhibition dar. Tatsächlich befinden sich bereits einige CaMKII-Inhibitoren in präklinischer Testung. Erst kürzlich wurde der neue, ATP-kompetitive und hochselektive CaMKII-Inhibitor GS-680 entwickelt [4]. An isolierten ventrikulären Herzmuskelzellen von Patienten mit schwerster Herzinsuffizienz bewirkte GS-680 eine Steigerung der Kalziumtransienten-Amplitude, also eine Verbesserung der zellulären Kalziumhomöostase. Außerdem konnte er hocheffektiv das Auftreten von Arrhythmien humaner Vorhof-Trabekel verhindern [4].

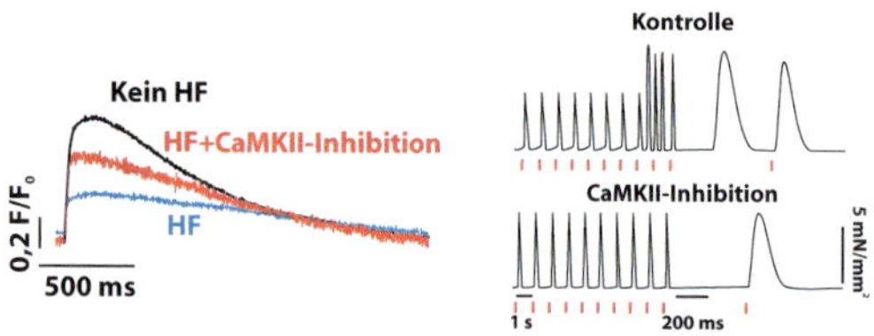

Abb. 2.4: Erkenntnisse aus Experimenten mit dem neuen CaMKII-Inhibitor GS-680. Links sieht man Kalziumtransienten von isolierten Herzmuskelzellen. Man erkennt, dass die Transienten-Größe eines Patienten mit Herzinsuffizienz (HF) deutlich kleiner ist. Interessanterweise kam es nach der Behandlung mit dem CaMKII-Inhibitor GS-680 zu einer deutlichen Steigerung (= Verbesserung) der Kalziumtransienten-Größe. Rechts dargestellt sind Messungen von humanen Vorhof-Trabekeln, die elektrisch stimuliert wurden. Während es unter Kontroll-Bedingungen zu nicht stimulierten Zwischenschlägen (Arrhythmien) kam, waren sie unter CaMKII-Inhibition mit GS-680 nicht nachweisbar (modifiziert nach Lebek et al. [4]).

Dass das Prinzip der CaMKII-Inhibition eine vielversprechende Strategie ist, zeigte sich auch in einer anderen Studie, die den Mechanismus des neuen Medikaments Empagliflozin untersuchte [7]. Empagliflozin, welches zunächst als Antidiabetikum entwickelt wurde, reduzierte überraschenderweise den Tod kardiovaskulärer Genese, wobei der zugrundeliegende Mechanismus zunächst unklar war. Interessanterweise konnte eine Forschergruppe zeigen, dass Empagliflozin die Aktivität der CaMKII hemmt und damit die zelluläre Kalziumhomöostase wieder herstellt [7]. Möglicherweise kann also in den nächsten Jahren Patienten mit Herzinsuffizienz mit einer gezielten CaMKII-Inhibition eine weitere Therapieoption angeboten werden.

2.3.2. Behandlung genetischer Erkrankungen durch *Gene Editing*

Bis vor kurzem galten Kardiomyopathien, also Herzerkrankungen, denen eine erbliche Mutation zugrunde liegt, als nicht kausal behandelbar. Dieses Dogma ist jedoch seit Entwicklung des CRISPR-Cas9 *Gene Editings* überholt. Das Editing-System besteht im Wesentlichen aus einer *Single-guide RNA*, die die Genschere an die richtige Stelle im Genom bringt, und dem *CRISPR-associated (Cas) Protein*, das die eigentliche Genschere ist [12, 13]. In den Anfängen setzte man auf fehlerhafte Reparaturmechanismen nach dem Gen-Schnitt, die eine Mutation ausgleichen konnten. Seitdem hat sich die Technologie jedoch rasant weiterentwickelt und so ist es inzwischen möglich, gezielt einzelne Basen zu verändern (*Base Editing*) oder sogar ganze DNA-Sequenzen umzuschreiben (*Prime Editing*) [14]. Der große Vorteil des *Gene Editings* ist, dass man erbliche Erkrankungen kausal und dauerhaft therapieren kann [13].

In den letzten Jahren wurde unter anderem bei der Entwicklung von therapeutischen Ansätzen der Muskeldystrophie Duchenne (DMD) große Fortschritte erzielt [14]. Die DMD ist eine erbliche Muskelerkrankung, bei der es aufgrund verschiedener möglicher Mutationen zu einem Fehlen des funktionalen Strukturproteins Dystrophin kommt. Die häufigste Todesursache dieser Patienten ist heutzutage eine Kardiomyopathie, die sich im Krankheitsverlauf entwickelt. Erst kürzlich entwickelte eine amerikanische Arbeitsgruppe *Gene Editing*-Strategien, um häufige DMD-auslösende Mutationen zu korrigieren [14, 15]. Mit diesen neuen Verfahren konnten sie in, aus Stammzellen von DMD-Patienten differenzierten, Herzmuskelzellen die Mutation korrigieren und so funktionales Dystrophin nachweisen [14, 15]. Weiterhin wurde mit Hilfe eines AAV9-Virus das entwickelte *Gene Editing*-Konstrukt lebenden DMD-Mäusen verabreicht, die daraufhin auch eine wiederhergestellte Produktion von funktionalem Dystrophin zeigten. Transkriptom-weite Analysen ergaben, dass nach Korrektur, die im Rahmen der Kardiomyopathie gesteigerten Signalwege nicht mehr nachweisbar waren [15].

Bis diese Strategie jedoch den Sprung in die Klinik schaffen kann, gibt es noch einige Hürden zu nehmen. Zunächst ist *in vivo* für einige Mutationen die derzeit erreichbare Korrektur-Effizienz noch zu niedrig, um eine klinische Besserung oder gar Heilung zu erzielen. Weiterhin ist der Transport des Konstrukts noch nicht optimal gelöst. Aktuell wird hauptsächlich auf Viren zurückgegriffen, die jedoch eine lokale und systemische Inflammation auslösen (können). So ist es Gegenstand aktueller Forschung, das *Gene Editing*-Konstrukt effizienter und sicherer in den Organismus zu bringen, um zukünftig Patienten mit einer erblichen Kardiomyopathie neue Hoffnung zu schenken [13].

2.4. Literatur

1. Lee MP, Glynn RJ, Schneeweiss S, Lin KJ, Patorno E, Barberio J, et al. Risk factors for heart failure with preserved or reduced ejection fraction among Medicare beneficiaries: Application of competing risks analysis and gradient boosted model. Clin Epidemiol 2020;12:607-616.

2. McDonagh TA, Metra M, Adamo M, Gardner RS, Baumbach A, Bohm M, et al. 2021 ESC Guidelines for the diagnosis and treatment of acute and chronic heart failure. Eur Heart J 2021; 42: 3599-3726.

3. Brouwers FP, de Boer RA, van der Harst P, Voors AA, Gansevoort RT, Bakker SJ, et al. Incidence and epidemiology of new onset heart failure with preserved vs. reduced ejection fraction in a community-based cohort: 11-year follow-up of PREVEND. Eur Heart J 2013;34: 1424-1431.

4. Lebek S, Plossl A, Baier M, Mustroph J, Tarnowski D, Lucht CM, et al. The novel CaMKII inhibitor GS-680 reduces diastolic SR Ca leak and prevents CaMKII-dependent pro-arrhythmic activity. J Mol Cell Cardiol 2018;118:159-168.

5. Mustroph J, Lebek S, Maier LS, Neef S. Mechanisms of cardiac ethanol toxicity and novel treatment options. Pharmacol Ther 2019;197:1-10.

6. Mann DL, Felker GM. Mechanisms and models in heart failure: A translational approach. Circ Res 2021; 128:1435-1450.

7. Mustroph J, Wagemann O, Lucht CM, Trum M, Hammer KP, Sag CM, et al. Empagliflozin reduces Ca/calmodulin-dependent kinase II activity in isolated ventricular cardiomyocytes. ESC Heart Fail 2018;5:642-648.

8. Hartupee J, Mann DL. Neurohormonal activation in heart failure with reduced ejection fraction. Nat Rev Cardiol 2017;14:30 38.

9. Buglioni A, Burnett JC, Jr. New Pharmacological Strategies to Increase cGMP. Annu Rev Med 2016;67:229-243.

10. Swaminathan PD, Purohit A, Hund TJ, Anderson ME. Calmodulin-dependent protein kinase II: linking heart failure and arrhythmias. Circ Res 2012;110:1661-1677.

11. Neef S, Dybkova N, Sossalla S, Ort KR, Fluschnik N, Neumann K, et al. CaMKII-dependent diastolic SR Ca^{2+} leak and elevated diastolic Ca2+ levels in right atrial myocardium of patients with atrial fibrillation. Circ Res 2010;106:1134-1144.

12. Doudna JA, Charpentier E. Genome editing. The new frontier of genome engineering with CRISPR-Cas9. Science 2014;346:1258096.

13. Olson EN. Toward the correction of muscular dystrophy by gene editing. Proc Natl Acad Sci U S A 2021; 118.

14. Chemello F, Chai AC, Li H, Rodriguez-Caycedo C, Sanchez-Ortiz E, Atmanli A, et al. Precise correction of Duchenne muscular dystrophy exon deletion mutations by base and prime editing. Sci Adv 2021;7.

15. Atmanli A, Chai AC, Cui M, Wang Z, Nishiyama T, Bassel-Duby R, et al. Cardiac myoediting attenuates cardiac abnormalities in human and mouse models of Duchenne muscular dystrophy. Circ Res 2021;129:602-616.

Klinisches Bild, Diagnostik und Differentialdiagnostik

3. Klinisches Bild, Diagnostik und Differentialdiagnostik

3.1. Klinisches Bild

Das klinische Erscheinungsbild der Herzinsuffizienz ist vornehmlich durch Dyspnoe, Leistungsminderung und Flüssigkeitsretention gekennzeichnet. Darüber hinaus gibt es eine Vielzahl weiterer Symptome und klinischer Zeichen (☞ Tab. 3.1), die allerdings nicht ausreichend spezifisch sind, um die Diagnose einer Herzinsuffizienz zuverlässig zu stellen.

Entsprechend der vor allem betroffenen Herzkammer lassen sich die Links- und die Rechtsherzinsuffizienz voneinander unterscheiden.

Bei der chronischen Linksherzinsuffizienz finden sich sowohl Symptome und klinische Zeichen des Rückwärtsversagens mit pulmonalvenöser Stauung (z.B. Ruhe- oder Belastungsdyspnoe, Lungenödem, Zyanose) als auch des Vorwärtsversagens mit Minderperfusion der Organe und der Körperperipherie (z.B. verminderte Nierendurchblutung- und -funktion, Schwächegefühl, Verwirrtheit) [1, 2].

Die Rechtsherzinsuffizienz geht aufgrund einer eingeschränkten rechtsventrikulären Funktion mit einem Rückstau des Blutes in den systemvenösen Kreislauf (z.B. gestaute Halsvenen) ein-

Symptome		Zeichen	
Typisch	• Kurzatmigkeit • Orthopnoe • Paroxysmale nächtliche Atemnot • verminderte Belastungstoleranz • Erschöpfung, Müdigkeit, verlängerte Erholungszeit nach Belastung • Knöchelschwellung	Spezifisch	• erhöhter Jugularvenendruck • hepatojugulärer Reflux • Dritter Herzton (Galopp-Rhythmus) • Verlagerung des Herzspitzenstoßes • holosystolisches Geräusch (meist sekundäre Mitralklappeninsuffizienz)
Weniger typisch	• Nächtliches Husten • Pfeifen/Giemen • Völlegefühl • Appetitverlust • Verwirrtheit (insbesondere bei Älteren) • Depression • Palpitationen • Benommenheit • Synkope • Bendopnoe (Dyspnoe beim Bücken)	Weniger spezifisch	• Gewichtszunahme (>2 kg/Woche) • Gewichtsverlust (bei fortgeschrittener Herzinsuffizienz) • Kachexie • Herzgeräusche • periphere Ödeme (Knöchel, Sakrum, Skrotum) • Rasselgeräusche über der Lunge • Klopfschalldämpfung über der Lungenbasis (Pleuraerguss) • Tachykardie • unregelmäßiger Puls (meist Vorhofflimmern) • Tachypnoe • Cheyne-Stokes-Atmung • Hepatomegalie • Aszites • kalte Extremitäten • Oligurie • geringe Pulsamplitude

Tab. 3.1: Typische Symptome und klinische Zeichen der Herzinsuffizienz [6, 7].

her. Infolge des erhöhten hydrostatischen Drucks in den Kapillaren kommt es zu einem vermehrten Flüssigkeitsaustritt in das Interstitium (z.B. Beinödeme).

Oftmals liegt im klinischen Alltag allerdings eine globale Herzinsuffizienz vor, die sowohl Symptome und klinische Zeichen der Links- als auch der Rechtsherzinsuffizienz aufweist. Die wichtigsten Symptome der Herzinsuffizienz entsprechend der vor allem betroffenen Herzkammer sind in Abb. 3.1 zusammengefasst.

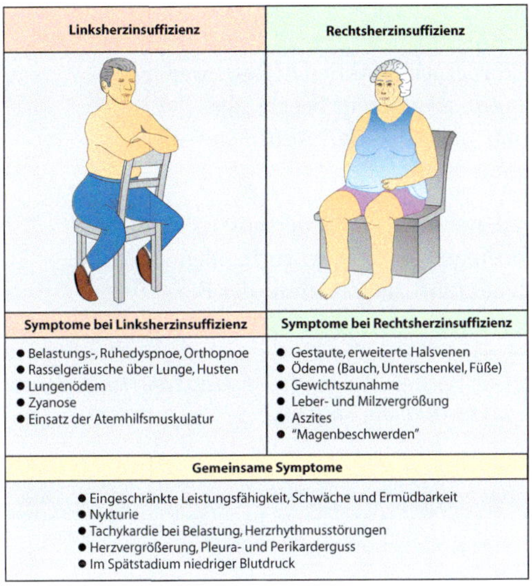

Abb. 3.1: Klinisches Erscheinungsbild der Herzinsuffizienz (modifiziert nach [8]).

Gerade bei älteren Patienten können neben oder anstelle der typischen Symptome und klinischen Zeichen der Herzinsuffizienz auch atypische Beschwerden auftreten, sodass auch bei allgemeinem Schwächegefühl, Gedächtnisstörungen, häufigen Stürzen oder Verschlechterung des Allgemeinzustandes eine Herzinsuffizienz als Ursache infrage kommen kann [5].

Der klinische Schweregrad einer Herzinsuffizienz lässt sich anhand des Hauptsymptoms Dyspnoe in die von der *New York Heart Association* (NYHA) festgelegten Klassen I-IV einteilen (☞ Tab. 3.2), welche das subjektive Befinden des Patienten widerspiegeln. Parallel zur NYHA-Klassifikation hat sich in den letzten Jahren die Einteilung nach dem Schema des *American College of Cardiology* (ACC) und der *American Heart Association* (AHA) etabliert, das weniger die aktuelle Symptomatik als vielmehr die Manifestation und Progression der Erkrankung abbildet [3].

3.2. Diagnostik

Beim Verdacht auf das Vorliegen einer chronischen Herzinsuffizienz sollte zunächst eine Basisabklärung bestehend aus Anamnese, körperlicher Untersuchung, Labordiagnostik und EKG erfolgen. Zum differentialdiagnostischen Ausschluss einer Lungenerkrankung kann zudem die Durchführung eines Röntgen Thorax erwogen werden. Wenn sich im Rahmen der Basisabklärung eine chronische Herzinsuffizienz bestätigen sollte, ist im Verlauf eine kardiologische Vorstellung des Patienten zur Echokardiografie (u.a. Quantifizierung und Ätiologie der Herzinsuffizienz) und gegebenenfalls zur Veranlassung einer weiterführenden Abklärung indiziert. Der klinische Algorithmus zur Diagnostik der chronischen Herzinsuffizienz ist in Abb. 3.2 zusammengefasst.

Anamnese und körperliche Untersuchung

In der Anamnese sollen die wichtigsten Symptome der chronischen Herzinsuffizienz (☞ Tab. 3.1) erfragt werden. Darüber hinaus sollen die für eine chronische Herzinsuffizienz relevanten Vor- und Begleiterkrankungen, Expositionen, seltene Ursachen und familiäre Dispositionen (☞ Tab. 3.3) berücksichtigt werden.

Im Rahmen der körperlichen Untersuchung sollen die Patienten auf die spezifischen und weniger spezifischen Zeichen einer chronischen Herzinsuffizienz (☞ Tab. 3.1) untersucht werden. Je mehr Symptome und klinische Zeichen vorliegen, umso höher ist die Wahrscheinlichkeit für das Vorliegen einer Herzinsuffizienz.

Labordiagnostik

Die Abklärung einer chronischen Herzinsuffizienz sollte die Bestimmung der natriuretischen Peptide (BNP oder NT-proBNP) beinhalten, wobei NT-proBNP eine höhere Probenstabilität als BNP aufweist. Aufgrund ihres hohen negativ prädiktiven Wertes kann das Vorliegen einer Herzinsuffizienz mit hoher Sicherheit ausgeschlossen werden, wenn der Plasmaspiegel des BNP <35 pg/ml oder des NT-proBNP <125 pg/ml liegt. Die Spezifität der natriuretischen Peptide ist hingegen gering. So können erhöhte Plasmaspiegel mit zunehmendem

NYHA-Klasse	Beschreibung	AHA/ACC-Stadien
–	Keine Beschwerden oder strukturelle Schäden, hohes Risiko für die Entwicklung einer Herzinsuffizienz (z.B. Hypertonie, toxische Medikamente)	A
Klasse I	Keine Einschränkung der körperlichen Aktivität (unter Therapie). Normale körperliche Aktivität führt nicht zu Dyspnoe, Müdigkeit oder Palpitationen.	B
Klasse II	Leichte Einschränkung der körperlichen Aktivität. Beschwerdefreiheit unter Ruhebedingungen, aber bei normaler körperlicher Aktivität (>1-1,5 Watt/kg) kommt es zu Dyspnoe, Müdigkeit oder Palpationen.	C
Klasse III	Deutliche Einschränkung der körperlichen Aktivität. Beschwerdefreiheit unter Ruhebedingungen, aber bereits bei geringer physischer körperlicher Aktivität (ca. 1 Watt/kg) Auftreten von Dyspnoe, Müdigkeit oder Palpitationen.	
Klasse IV	Unfähigkeit, körperliche Aktivität ohne Beschwerden auszuüben. Symptome unter Ruhebedingungen können vorhanden sein. Jegliche korperliche Aktivität führt zur Zunahme der Beschwerden.	D

Tab. 3.2: NYHA-Klassifikation und ACC/AHA-Klassifizierung der Herzinsuffizienz. NYHA: *New York Heart Association*; ACC: *American College of Cardiology*; AHA: *American Heart Association*. Nach [3].

Vor- und Begleiterkrankungen	Expositionen	Seltene Ursachen	Familienanamnese
• Koronare Herzerkrankung • Arterielle Hypertonie • Diabetes mellitus • Herzklappenfehler • periphere arterielle Verschlusskrankheit • zerebrovaskuläre Erkrankungen • chronische Niereninsuffizienz • COPD • schlafbezogene Atmungsstörungen • Depression, Angststörungen, Posttraumatische Belastungsstörung • kognitive Beeinträchtigung, Demenz	• Alkohol- oder Drogenabusus • Strahlentherapie im Brustkorbbereich • zurückliegende onkologische Therapie • zurückliegende antivirale Therapie mit Zidovudin • bestimmte Infektionskrankheiten	• Kollagenosen • Hyperthyreose/ Hypothyreose • Phäochromozytom • Hämochromatose • akutes rheumatisches Fieber	• Disposition für Arteriosklerose • Verwandte mit Kardiomyopathie • Fälle von plötzlichem Herztod • Reizleitungsstörungen • Muskeldystrophien

Tab. 3.3: Wichtige Aspekte im Rahmen der Anamnese. Nach [5].

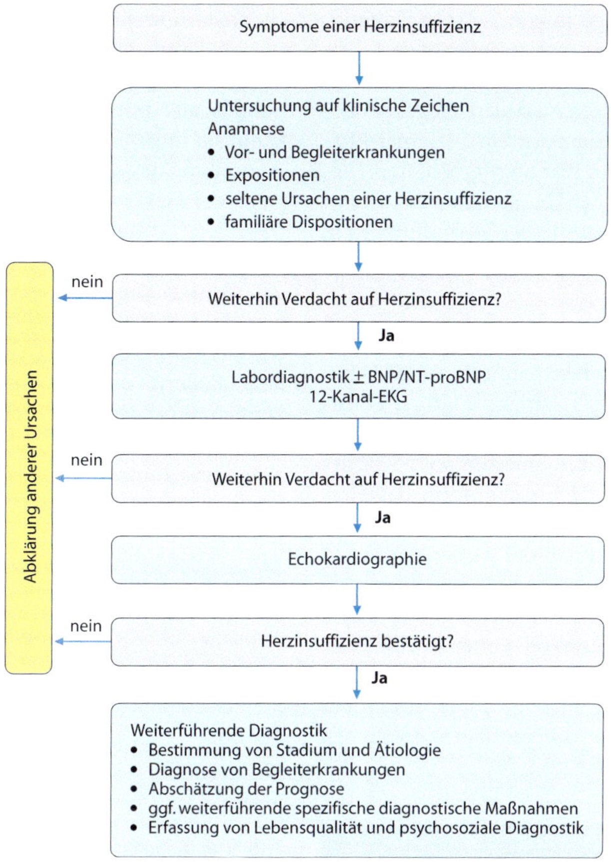

Abb. 3.2: Klinischer Algorithmus zur Diagnostik der chronischen Herzinsuffizienz (nach [5]).

Alter und bei einer Reihe weiterer Begleiterkrankungen (Vorhofflimmern, akute oder chronische Niereninsuffizienz, Leberzirrhose etc.) nachgewiesen werden; umgekehrt können die Plasmaspiegel bei adipösen Patienten unverhältnismäßig niedrig sein [5].

Die natriuretischen Peptide können darüber hinaus auch zur Abschätzung des Krankheitsverlaufs herangezogen werden, da erhöhte Peptid-Plasmaspiegel u.a. mit der NYHA-Klasse und einer schlechten Prognose (z.B. Risiko für kardiale Dekompensationen, Mortalität) korrelieren [8]. Allerdings muss beachtet werden , dass es unter Therapie mit dem Angiotensin-Rezeptor-Neprilysin-Inhibitoren (ARNI) Sacubitril/Valsartan zur Inhibition der Protease Neprilysin kommt, welche den Abbau von BNP katalysiert, und somit zu einem therapeutisch-gewünschten Konzentrationsanstieg von BNP. Daher kann bei Patienten, welche Sacubitril/Valsartan einnehmen, lediglich NT-proBNP als labordiagnostischer Verlaufsparameterherangezogen werden.

Weitere sinnvolle Laborparameter zur Erfassung kausaler Faktoren und möglicher Komorbiditäten bei einer chronischen Herzinsuffizienz sind folgende: Elektrolyte (v.a. Natrium und Kalium), Blutbild, Eisenstatus (v.a. Transferrinsättigung), Kreatinin, Harnstoff, Harnsäure, Albumin, hochsensitives Troponin bei Verdacht auf Myokardinfarkt, Lipidstatus, TSH, ALT und AST, Quick-Wert/INR, Blutzucker (ggf. HbA1c) und Urinstatus zur Erfassung einer Glukosurie oder Proteinurie.

12-Kanal-EKG

Obwohl es keine spezifischen elektrokardiographischen Zeichen für eine Herzinsuffizienz gibt, sollte im Rahmen der Herzinsuffizienz-Diagnostik ein 12-Kanal-EKG durchgeführt werden. Das EKG kann Hinweise auf die zugrunde liegende Herzerkrankung (z.B. abgelaufener Myokardinfarkt, Myokardhypertrophie) liefern oder durch die Herzinsuffizienz bedingte Arrhythmien (z.B. Vorhofflimmern, gehäufte ventrikuläre Extrasystolie) aufzeigen. Darüber hinaus ist ein 12-Kanal-EKG als Ausgangsbefund zur Planung der weiteren Therapie (z.B. Absenken der Herzfrequenz als Therapieziel, Rhythmuskontrolle bei Vorhofflimmern, CRT-Indikation bei Linksschenkel-Blockbild) notwendig.

Röntgen Thorax

Zu den charakteristischen Befunden einer Herzinsuffizienz im Röntgen Thorax zählt der Nachweis einer Kardiomegalie, d.h. einer Verbreiterung des transversalen Herzdurchmessers auf >50% des Thoraxdurchmessers ("Holzschuhform des Herzens") und/oder einer Einengung des Retrokardialraums in der Seitaufnahme. Außerdem lassen sich oft pulmonale Stauungszeichen (u.a. vermehrte Gefäßzeichnung, Verdichtung der interlobären Septen, perihiläres oder interstitielles Lungenödem, basaler Pleuraerguss) nachweisen. Die Durchführung eines Röntgen Thorax ist darüber hinaus zur weiteren differentialdiagnostischen Abklärung der Dyspnoe sinnvoll.

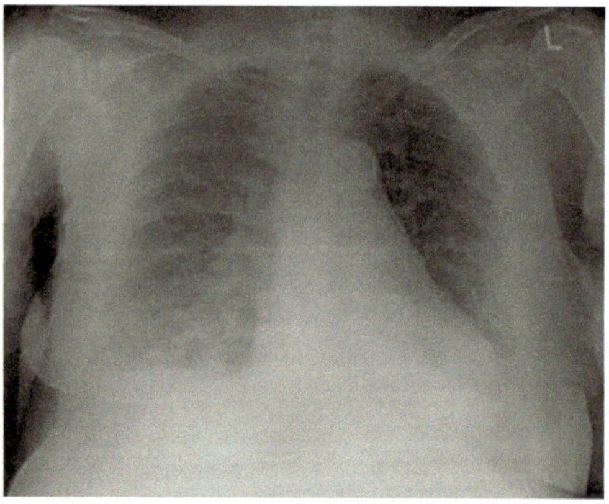

Abb. 3.3: Röntgen Thorax a.p. (im Liegen und bei Inspiration): Zeichen der pulmonalvenösen Stauung (perihiläres Schmetterlingsödem rechtsseitig angedeutet) mit Nachweis beidseitiger Pleuraergüsse. Zudem zeigen sich eine verstrichene Herztaille und eine diskrete Wandverkalkung des Aortenknopfs.

Echokardiographie

Die transthorakale Echokardiographie stellt einen unverzichtbaren Bestandteil zur Erstdiagnose einer Herzinsuffizienz dar und dient als Grundlage zur weiterführenden nicht-invasiven oder invasiven Abklärung sowie zur Einleitung einer gegebenenfalls prognoseverbessernden Therapie. Im Rahmen der transthorakalen Echokardiographie kann die linksventrikuläre Ejektionsfraktion zur Beurteilung des echokardiographischen Schweregrads der Herzinsuffizienz bestimmt werden (☞ Tab. 3.4) sowie eine Herzmuskelhypertrophie oder eine Rechtsherzbelastung nachgewiesen werden. Mittels Duplexechokardiographie lässt sich eine diastolische Funktionsstörung mit verzögerter oder verminderter diastolischer linksventrikulärer Füllung diagnostizieren. Darüber hinaus können verschiedene kausale Faktoren für eine Herzinsuffizienz (z.B. Klappenvitien, regionale Wandbewegungsstörungen aufgrund Ischämie, Perikarderguss) erfasst werden.

Echokardiographischer Herzinsuffizienz-Schweregrad	LVEF-Grenzbereiche für Frauen	LVEF-Grenzbereiche für Männer
Normalbefund	≥54%	≥52%
Leicht	41-53%	41-51%
Mittelgradig	30-40%	
Schwer	<30%	

Tab. 3.4: Echokardiographische Einteilung des Herzinsuffizienz-Schweregrads. LVEF: linksventrikuläre Ejektionsfraktion.

3.3. Weiterführende Abklärung

Sonographie

Mit Hilfe sonographischer Untersuchungen lässt sich der Volumenstatus eines Patienten (z.B. im Rahmen einer kardialen Dekompensation) gut beurteilen. Dabei kann der Füllungszustand der Vena cava inferior als Marker für das intravasale Volumen dienen. Die Pleurasonographie stellt die sensitivste Methode zur Erfassung von Pleuraergüssen dar.

MRT des Herzens

Ein MRT des Herzens kann zur weiterführenden Abklärung bei Verdacht auf bestimmte Kardiomyopathien, eine Myokarditis oder eine strukturelle Herzerkrankung eingesetzt werden. Ferner liefert es wertvolle Informationen zur Myokardvitalität und -ischämie.

Belastungsuntersuchungen

Durch Belastungsuntersuchungen (z.B. Belastungs-EKG, Spiroergometrie) können die Belastbarkeit eines Patienten evaluiert und belastungsprovozierte Herzrhythmusstörungen diagnostiziert werden. Die Stress-Echokardiografie kann zur Beurteilung induzierbarer Ischämien, der Vitalität des Herzmuskels sowie der klinischen Relevanz von Klappenvitien herangezogen werden.

Invasive Diagnostik

Eine invasive Ischämiediagnostik mittels Koronarangiografie sollte bei klinischem Verdacht auf das Vorliegen einer koronaren Herzerkrankung als Ursache der Herzinsuffizienz durchgeführt werden. Darüber hinaus sollte eine Koronarangiografie auch bei Patienten mit bekannter koronarer Herzerkrankung und aktueller Symptomverschlechterung erfolgen.

Eine Rechtsherzkatheteruntersuchung ist sinnvoll, wenn genaue Messungen hinsichtlich des Volumenstatus und des kardialen Auswurfs eines Patienten benötigt werden. So ist eine Rechtsherzkatheteruntersuchung im Rahmen der Evaluation mechanischer Unterstützungssysteme und einer Listung zur Herztransplantation erforderlich.

Erfassung der Lebensqualität und der psychosozialen Belastung

Patienten mit einer chronischen Herzinsuffizienz sollten sowohl bei Erstdiagnose als auch im weiteren Krankheitsverlauf regelmäßig bezüglich ihrer gesundheitsbezogenen Lebensqualität und ihrer psychosozialen Belastung bzw. ihrer psychischen/psychosomatischen Komorbidität befragt werden. Dabei können unterschiedliche Fragebögen für die Erfassung der krankheitsübergreifenden Lebensqualität (z.B. EuroQoL-5 Dimensionen [EQ-5D], *Short Form Health Survey* 36 [SF-36]), der Herzinsuffizienz-spezifischen Lebensqualität (z.B. *Kansas City Cardiomyopathy Questionnaire* [KCCQ], *Minnesota Living With Heart Failure Questionnaire* [MLWHFQ]) sowie zur Diagnose psychischer Störungen (z.B. *Hospital Anxiety and Depression Scale* [HADS]) eingesetzt werden [5].

3.4. Differentialdiagnostik

Die Differentialdiagnosen der Herzinsuffizienz beziehen sich vor allem auf Erkrankungen, die mit den typischen Leitsymptomen Dyspnoe bzw. peripheren Ödemen einhergehen. Tab. 3.5 bietet einen Überblick zu den wichtigsten Differentialdiagnosen zur chronischen Herzinsuffizienz.

Leitsymptom Dyspnoe		
Kardiale Ursachen	Pulmonale Ursachen	Extrathorakale Ursachen
• Akutes Koronarsyndrom • Herzklappenvitien • Arrhythmien • Myo-/Perikarditis • Perikarderguss/-tamponade	• COPD • Asthma bronchiale • Lungenemphysem • Pneumonie • Pneumothorax • Pleuraerguss • Lungenembolie (auch CTEPH) • Lungenkarzinom	• Anämie • Infektion/Sepsis • Metabolische Azidose • Adipositas • Psychische Ursachen (z.B. Hyperventilationssyndrom)
Leitsymptom Ödeme		
Erhöhter hydrostatischer Kapillardruck	Verminderter onkotischer Druck	Sonstige Ursachen
• Niereninsuffizienz • Venöse Abflussstörung (Phlebödem)	• Nephrotisches Syndrom • Eiweißmangel • Leberzirrhose	• Angioödem • Lymphödem • Ödeme durch Arzneimittel (u.a. Kalziumantagonisten, NSAR, Glukokortikosteroide)

Tab. 3.5: Differentialdiagnosen zur chronischen Herzinsuffizienz. COPD: chronisch obstruktive Lungenerkrankung; NSAR: nicht-steroidale Antirheumatika (nach [2]).

3.5. Literatur

1. Holstiege J et al. (2018): Prävalenz der Herzinsuffizienz – bundesweite Trends, regionale Variationen und häufige Komorbiditäten. Zentralinstitut für die kassenärztliche Versorgung in Deutschland (Zi). Versorgungsatlas-Bericht Nr. 18/09.

2. Gesundheitsberichterstattung des Bundes (2017): Krankheitskosten in Mio. für Deutschland (Angaben für das Jahr 2015). URL: https://www.gbe-bund.de/gbe/pkg_isgbe5.prc_menu_olap?p_uid=gast&p_aid=97733098&p_sprache=D&p_help=3&p_indnr=64&p_indsp=&p_ityp=H&p_fid= (abgerufen am 10.01.2022).

3. Herold, Gerd (2020): Innere Medizin. Köln: Gerd Herold Verlag.

4. Braun, Jörg (Hrsg.) und Müller-Wieland, Dirk (Hrsg.) (2017): Basislehrbuch Innere Medizin. München: Urban & Fischer in Elsevier.

5. Bundesärztekammer/Kassenärztliche Bundesvereinigung und Arbeitsgemeinschaft der Wissenschaftlichen Medizinischen Fachgesellschaften (2019): Nationale VersorgungsLeitlinie Chronische Herzinsuffizienz – Langfassung, 3. Auflage, Version 3. URL: https://www.leitlinien.de/themen/herzinsuffizienz/3-auflage (abgerufen am 07.01.2022).

6. McDonagh TA et al. 2021 ESC Guidelines for the diagnosis and treatment of acute and chronic heart failure. Eur Heart J 2021;42(36):3599-3726.

7. Deutsche Gesellschaft für Kardiologie – Herz-und Kreislaufforschung e.V. (2017): ESC Pocket Guidelines: Herzinsuffizienz. Grünwald: Börm Bruckmeier Verlag GmbH.

8. Gesenberg, Saskia und Voigt, Ingo (2017): Kardiale Erkrankungen - Pathologien verstehen. In: Gesenberg, Saskia und Voigt, Ingo (Hrsg.): Pflegewissen Kardiologie. Berlin: Springer-Verlag, S. 104.

Aktueller Therapiealgorithmus der medikamentösen Therapie

4. Aktueller Therapiealgorithmus der medikamentösen Therapie

Die chronische Herzinsuffizienz ist sicherlich das kardiologische Krankheitsbild mit der rasantesten Entwicklung der pharmakologischen Therapien in den letzten Jahren. In der chronischen Herzinsuffizienz mit reduzierter Pumpfunktion wurden neue pharmakologische Goldstandards gesetzt (z.B. Sacubitril/Valsartan) und zuletzt völlig neue Substanzklassen eingeführt (SGLT2-Hemmer, Vericiguat).

Für die hier dargelegten Therapieprinzipien wird zumeist auf die Leitlinie zur Herzinsuffizienz der Europäischen Gesellschaft für Kardiologie (ESC) aus dem Jahr 2021 Bezug genommen [1]. Für die Empfehlungsgrade der ESC sei auf Tab. 4.1 verwiesen.

Empfehlungsgrad	
Klasse I	Wird empfohlen/ist indiziert
Klasse II	
IIa	Sollte erwogen werden
IIb	Kann erwogen werden
Klasse III	Wird nicht empfohlen/ist kontraindiziert
Evidenzgrad	
A	Daten aus mehreren, randomisierten klinischen Studien oder Metaanalysen
B	Daten aus einer randomisierten Studie oder mehreren großen nicht randomisierten Studien
C	Konsensusmeinung von Experten und/oder kleinen Studien, retrospektiven Studien oder Registern

Tab. 4.1: Empfehlungs- und Evidenzgrade der ESC-Herzinsuffizienzleitlinie.

In vielen Fällen wird vergleichend auch die Herzinsuffizienzleitlinie der *American Heart Association* (AHA) aus dem Jahr 2022 thematisiert [2]. Da die Therapieentwicklung der HFrEF aktuell rasant voranschreitet, sei zudem vereinzelt auch ein Blick über die Leitlinienmedizin hinaus geworfen.

Wichtig für den Einsatz der pharmakologischen Therapien ist die genaue Definition der chronischen Herzinsuffizienz mit reduzierter Pumpfunktion, zumeist mit HFrEF abgekürzt *(heart failure with reduced ejection fraction)*. Hierbei sei auf die vorherigen Kapitel verwiesen. Kurz sei jedoch auf einen wichtigen Sachverhalt hingewiesen: Ein Kernaspekt, der in der europäischen Herzinsuffizienzleitlinie häufig für Verwirrung sorgt, ist die Definition der hochgradig reduzierten linksventrikulären Pumpfunktion bzw. der HFrEF. Hier sei nochmal darauf hingewiesen, dass zwar echokardiographisch bei einer linksventrikulären Ejektionsfraktion von <30 % von einer "hochgradig" reduzierten linksventrikulären Pumpfunktion gesprochen wird [3], die Definition der *"reduced ejection fraction"* (HFrEF, z.T. in der Literatur auch als *"significant systolic left ventricular dysfunction"* beschrieben) jedoch von einer linksventrikulären Pumpfunktion von ≤40 % ausgeht. Diese Diskrepanz ist dem Aufbau der diversen historischen pharmakologischen Endpunktstudien geschuldet. Hieraus ergibt sich aber konkret, dass die pharmakologischen Therapien zumeist (wenn nicht im Text anders gekennzeichnet) bei einer Reduktion der linksventrikulären Pumpfunktion von ≤40 % indiziert sind, andere Therapieformen wie z.B. die ICD-Implantation jedoch erst bei einer persistierenden LV-Funktionseinschränkung von <35 % Leitlinien-konform eingesetzt werden sollen. In der amerikanischen Leitlinie bezieht sich übrigens die pharmakologische Therapie der HFrEF auf eine linksventrikuläre Ejektionsfraktion von ≤40 %.

Es sei noch bemerkt, dass für die Therapie der Herzinsuffizienz mit "mild" reduzierter linksventrikulärer Pumpfunktion (*heart failure with mildly reduced ejection fraction*, HFmrEF, EF 41-49 %) prinzipiell alle Substanzgruppen zum Einsatz kommen *dürfen*, die auch bei der HFrEF angewendet werden – es bestehen aufgrund der schlechten Evidenz jedoch fast ausschließlich Klasse IIb-Empfehlungen. Bei Erstdiagnose einer HFrEF, Verschlechterung der linksventrikulären Pumpfunktion oder kardialen Dekompensationen muss selbstverständlich neben der Anpassung der Medikation auch immer kritisch eine Ursachenforschung betrieben werden (hierfür sei auf das Kap. 3. verwiesen).

4.1. Basistherapie der Herzinsuffizienz

Die pharmakologische Therapie der HFrEF basiert aktuell vor allem auf vier prognostisch relevanten Substanzklassen. Diese Substanzklassen mit Klasse I-Empfehlungen sind die Betablocker, die ACE-Hemmer bzw. AT1-Antagonisten oder auch Angiotensin-Rezeptor-Neprilysin-Inhibitoren (ARNI), die Aldosteronantagonisten (auch im deutschen Sprachraum oft mit MRA für das englische *"mineralocorticoid receptor antagonist"* abgekürzt) und die SGLT2-Hemmer. Für diese vier Therapiesäulen wurde auf dem Leitlinienvortrag der europäischen Gesellschaft für Kardiologie im Jahr 2021 der Begriff "4F" (für *fabulous four* oder auch *fantastic four*) geprägt. Es soll dazu beitragen, dass diese "4F" bei den meisten Patienten mit HFrEF zur Basistherapie gehören sollten. Generell sollten alle Evidenz-basierten Medikamente mit der in der Fachinformation empfohlenen Anfangsdosis begonnen werden, dann aber unter engmaschigem Monitoring von Herzfrequenz, Blutdruck, Elektrolyten, Retentionsparametern und klinischer Symptomatik auf die jeweilige Zieldosis (zu finden in der Fachinformation oder ESC-/AHA-Herzinsuffizienzleitlinie) ausdosiert werden [1, 2]. Sofern eine Ausdosierung nicht toleriert wird, empfiehlt die ESC die maximal tolerierte Dosis für die Dauertherapie [1, 2].

Insbesondere die amerikanische Herzinsuffizienzleitlinie betont ganz explizit, dass in aller Regel nur für die Ziel- bzw. Studiendosis eine Evidenz für die Effektivität der Therapie vorliegt [2]. Trotz Verbesserung der klinischen Symptomatik oder der Herzleistung nach Einleitung der Therapie sollte in jedem Fall eine weitere Ausdosierung angestrebt werden [2].

Zudem sollen zwar individuelle Patienten-assoziierte Faktoren bei der Initiierung aus Ausdosierung der Herzinsuffizienzmedikation berücksichtigt werden, jedoch soll insbesondere bei der Einleitung einer Therapie mit den 4F keine Verzögerung auf Basis der Studienhistorie entstehen (d.h. es sollen nach Möglichkeit alle Evidenz-basierten Therapien simultan eingeleitet werden unter Berücksichtigung der Patienten-bezogenen Faktoren wie z.B. Symptomatik und Komorbiditäten) [2]. Man kann diesen Abschnitt auch einfachheitshalber unter dem Begriff "4 gewinnt" in Anlehnung an ein bekanntes Gesellschaftsspiel zusammenfassen und diesen Begriff auch mit den Patientinnen und Patienten so kommunizieren, um die Sinnhaftigkeit der Multi-Pharmatherapie im Arzt-Patient-Gespräch zu transportieren.

Eine Übersicht über die Basistherapie bei HFrEF findet sich in Tab. 4.2, die jeweiligen Detailinformationen finden sich im Fließtext.

4.1.1. Betablocker

Betablocker beeinflussen bei der HFrEF sowohl Mortalität, Morbidität, als auch Lebensqualität [1, 2]. Ein wesentlicher postulierter Wirkmechanismus ist die Reduktion des kardialen Energieverbrauchs durch die Herzfrequenzabsenkung, wobei auch direkte Effekte auf das kardiale Remodeling bei Herzinsuffizienz diskutiert werden. Sowohl die europäische als auch die amerikanischen Fachgesellschaften empfehlen die Betablockertherapie für alle HFrEF-Patienten ohne Kontraindikationen mit einer Klasse IA-Empfehlung. Kontraindikationen für Betablocker [1] sind lediglich die kritische Extremitätenischämie (Hinweise dafür können Ruheschmerz einer Extremität, Gewebsnekrosen oder eine Gangrän sein [4]), hochgradige AV-Blockierungen ohne vorhandene Herzschrittmacher- oder ICD-Versorgung, Allergien oder – als relative Kontraindikation – Asthma bronchiale, nicht jedoch die COPD! Bei Asthmatikern sollte in jedem Fall eine Betablockertherapie mit einem pneumologischen Spezialisten diskutiert werden [1]. Aus eigener Erfahrung ist die (kardioselektive) Betablockertherapie – zumindest in niedriger Dosierung – in aller Regel bei Asthmatikern mit guter Verträglichkeit möglich.

Die amerikanischen Leitlinien weisen hierbei nochmal explizit darauf hin, dass die Vorteile der Betablockertherapie auf o.g. Endpunkte bei der HFrEF unabhängig von dem Koronarstatus, dem Geschlecht, dem Vorhandensein eines Diabetes mellitus und der Ethnie nachgewiesen wurden [2]. Der fehlende Nachweis eines Vorteils für Patienten mit Vorhofflimmern wird sowohl in der europäischen als auch in den amerikanischen Leitlinien angesprochen. Beide Leitlinien empfehlen die Therapie dennoch explizit auch für Vorhofflimmerpatienten, da kein Hinweis auf ein gesteigertes Risiko für Mortalität oder Morbidität besteht und eigentlich auch keine systematisch kontrollierten randomisierten Studien existieren [1, 2].

Basistherapie der HFrEF nach der ESC-Herzinsuffizienzleitlinie	
Prognostisch relevante Basistherapie	Empfehlungsgrad (ESC)
• ACE-Hemmer *oder* • ARNI *oder* • AT1-Antagonist	IA IB IC
• Betablocker	IA
• Aldosteronantagonist	IA
• SGLT2-Hemmer	IA
Symptomatisch	
• Diuretikum (präferenziell Schleifendiuretikum)	IA (wenn Zeichen oder Symptome der pulmonalen Stauung)

Ergänzende Therapieoptionen		
Therapieoption	Bedingung	Empfehlungsgrad (ESC)
• Ivabradin	HF ≥70 im SR trotz BB, LVEF ≤35 %	IIa B (bzw. C für BB-Intoleranz)
• Vericiguat	NYHA II-IV, Z.n. kardialer Dekompensation unter OMT	IIb B
• ISDN/Hydralazin-Kombination	• Selbst-Identifikation als schwarz, HFrEF NYHA III-IV • Unverträglichkeit/Kontraindikation für RAAS-Blockade	IIb B IIb B
• Eisencarboxymaltose	HFrEF NYHA II-IV	IIb A
• Digoxin	• SR: HFrEF NYHA II-IV unter OMT • VHF: bei insuffizienter Frequenzkontrolle	SR: IIb B VHF: IIb

Tab. 4.2: Übersicht zur medikamentösen Basistherapie bei HFrEF. ACE = ACE-Hemmer, ARNI = Angiotensin/Neprilysin-Inhibitor AT1: AT1-Antagonist, OMT = optimale medikamentöse Therapie.

Prinzipiell können für die Therapie der HFrEF alle für das Krankheitsbild zugelassenen selektiven β_1-Betablocker, also

- Bisoprolol
- Metoprolol-Succinat
- Carvedilol und
- Nebivolol

verwendet werden, wobei allerdings für Nebivolol keine Daten zur Mortalitätssenkung bei HFrEF vorliegen [1, 2]. Betablocker sollten niedrig eindosiert werden und dann möglichst bis zur Maximaldosis ausdosiert werden. Eine Dosisverdopplung kann alle zwei Wochen unter Herzfrequenz- und Blutdruckkontrolle erfolgen. Mögliche stationäre Aufenthalte sollten unserer Meinung nach zur weiteren Ausdosierung genutzt werden, da hier eine optimale Rhythmus- und Blutdrucküberwachung gegeben ist und aus eigener Erfahrung im ambulanten Umfeld oft nach initialer Eindosierung keine weitere Ausdosierung erfolgt. Unabhängig davon sollte eine optimale ambulante kardiologische Anbindung sektorenübergreifend sichergestellt werden. Die initiale Eindosierung der Betablockertherapie kann alsbald nach Erstdiagnose einer HFrEF erfolgen. Ist das Indexereignis vor Diagnosestellung der HFrEF eine akute Herzinsuffizienz (d.h. in aller Regel mit einem stationären Aufenthalt verbunden), so darf der Patient natürlich nicht unter einer Therapie mit positiv inotroper Medikation stehen. Die europäische Fachgesellschaft empfiehlt darüber hinaus den Therapiebeginn erst bei Euvolämie (also in [re-]kompensiertem Zustand) zu beginnen [1]. Hierbei sollte beachtet werden, dass die Einleitung einer Betablockertherapie bei "therapienaiven" Patienten ja zumeist auch mit der Eindosierung eines ACE-Hemmers (oder ARNI bzw. AT1-Antagonisten), eines MRA und eines Gliflozins einhergeht, somit die engmaschige Blutdruckkontrolle essentiell wichtig ist.

Patienten mit HFrEF sollten aufgrund des negativ inotropen Effektes und der entsprechenden Datenlage keine Therapie mit den Kalziumantagonisten Verapamil und Diltiazem erhalten (vgl. ESC-Leitlinie [1], dort Supplementary Table 3). Sollten diese in der bisherigen Dauermedikation vorhanden, so darf die Betablockertherapie erst nach zügigem Absetzen des Kalziumantagonisten eingeleitet werden [1].

4.1.2. ACE-Hemmer, AT1-Rezeptorantagonisten und der Angiotensin-Rezeptor-Neprilysin-Inhibitor (ARNI) Sacubitril/Valsartan

Jahrelang war die Behandlung der HFrEF mit einem ACE-Hemmer ein Grundpfeiler der Herzinsuffizienztherapie. Zwar kann dies auch weiterhin gelten – durch die Zulassung des Kombinationspräparates Sacubitril/Valsartan (eines kombinierten Angiotensin-Rezeptor-Neprilysin-Inhibitors, ARNI; der Handelsname des bisher einzigen Präparates ist Entresto) gibt es mittlerweile jedoch auch in der Ersttherapie der HFrEF eine durchaus erwägenswerte Alternative.

Die europäische Leitlinie empfiehlt nach wie vor die ACE-Hemmertherapie für alle Patienten mit HFrEF ohne Kontraindikationen (z.B. ACE-Hemmerhusten, Zustand nach Angioödem) oder Intoleranz zur Mortalitäts- und Morbiditätssenkung und Verbesserung der Symptomlast (Klasse 1A-Empfehlung) [1].

Allerdings kann bei Patienten, die unter optimaler medikamentöser Therapie stehen und dennoch symptomatisch bleiben, der ACE-Hemmer durch den ARNI ersetzt werden (Klasse 1B-Empfehlung) [1]. Die Ersttherapie von Patienten mit einem ARNI (also bei Patienten ohne bisherige ACE-Hemmertherapie) wird von der europäischen Leitlinie bisher zurückhaltend nur mit einer Klasse IIb B-Empfehlung ("kann erwogen werden") bewertet [1].

Diese Bewertung überrascht etwas, sind doch mittlerweile umfängliche Studiendaten vorhanden, die eine klare Überlegenheit von Sacubitril/Valsartan gegenüber dem ACE-Hemmer Enalapril bei Patienten mit HFrEF und NYHA Klasse II-IV in der Mortalitätsreduktion und Herzinsuffizienzhospitalisierung zeigen [5]. Zudem ist auch der Beginn bei kardial dekompensierten Patienten im Krankenhaus sicher und effektiv [6, 7] und in Bezug auf die Reduktion von NT-proBNP als Marker für die Dekompensation dem ACE-Hemmer Enalapril überlegen [7]. Weiterhin reduziert Sacubtril/Valsartan zumindest in einer Post-hoc-Analyse auch bei diesen Patienten das Risiko für kardiovaskulären Tod und Herzinsuffizienzhospitalisierung im Vergleich zu Enalapril [8].

Diverse Post-hoc-Analysen der Zulassungsstudien werden auch von der europäischen Leitlinie zitiert und konnten eine Überlegenheit von Sacubtril/Valsartan in Bezug auf nachfolgende Nierenfunktionsverschlechterung, das Auftreten von Hyperkaliämien und eine notwendige Diuretikatherapie im Vergleich zu Enalapril zeigen [1].

Die etwas später publizierten amerikanischen Herzinsuffizienzleitlinien von 2022 sind in unseren Augen progressiver und empfehlen bei Patienten mit symptomatischer Herzinsuffizienz (NYHA II-IV) Sacubitril/Valsartan in der Erstlinientherapie für hospitalisierte Patienten mit akuter Herzinsuffizienz (Therapieeinleitung nach klinischer Stabilisierung und vor Entlassung; Klasse IA-Empfehlung) [2]. Für Patienten mit chronischer Herzinsuffizienz NYHA II-III soll (ähnlich zur europäischen Leitlinie) der ACE-Hemmer (oder AT1-Antagonist) durch den ARNI ersetzt werden [2]. Wichtig bei einem Therapiewechsel von einem ACE-Hemmer auf den ARNI ist die Einhaltung einer Auswaschperiode von 36 Stunden nach der letzten ACE-Hemmereinnahme vor Ersteinnahme des ARNI, da ansonsten das Risiko für potentiell lebensbedrohliche Angioödeme erhöht ist [1, 2].

Da bisher Sacubitril/Valsartan (als "Entresto") das einzige zugelassene ARNI-Präparat darstellt, sei an dieser Stelle noch darauf hingewiesen, dass die Startdosis für Patienten mit zuvoriger Einnahme eines ACE-Hemmers mit einer Dosierung von

>10 mg/Tag Enalapril (oder äquivalent) oder mit zuvoriger Einnahme eines AT1-Rezeptorantagonisten >160 mg Valsartan (oder äquivalent) 49/51 mg Sacubitril/Valsartan 2 ×/Tag beträgt, bei Therapie-naiven Patienten oder Patienten mit Dosen geringer als den oben genannten jedoch 24/26 mg 2 ×/Tag (vgl. Fachinformation Entresto). Wir haben in unserer Klinik unter Beachtung dieser Anwendungshinweise eine sehr gute Toleranz des Präparates bei den allermeisten Patienten feststellen können. Sowohl während der Erstgabe, aber auch in der anschließenden Titrationsphase im ambulanten Sektor ist die Kontrolle von Kreatinin und Kalium angezeigt.

4.1.3. SGLT2-Hemmer

Die SGLT2-Inhibitoren, auch Gliflozine genannt, sind sicherlich aktuell der "Star" der medikamentösen Therapie in der Kardiologie, haben doch diese eigentlich für die Diabetes mellitus-Therapie entwickelten Substanzen innerhalb kürzester Zeit eine rapide Verbreitung in der Herzinsuffizienztherapie gefunden.

In der EMPA-REG-Outcome-Studie für Diabetiker, die ursprünglich lediglich als kardiovaskuläre Sicherheitsstudie angelegt war, konnte eine Absenkung der Inzidenz des kardiovaskulären Todes bei Patienten mit Diabetes mellitus Typ II um 38 % und eine Reduktion der Inzidenz des Todes jeglicher Ursache um 32 % durch den SGLT2-Hemmer Empagliflozin gezeigt werden. Mediationsanalysen konnten letztlich zeigen, dass der Effekt der Gliflozine primär unabhängig vom HbA_{1c}-Wert, aber auch vom Blutdruck und von ischämischen Ereignissen ist [9]. Auffällig war jedoch in der EMPA-REG-Outcome-Studie in erster Linie eine Reduktion der Hospitalisierung aufgrund von Herzinsuffizienz. Folgestudien untersuchten daher SGLT2-Hemmer auch zur Therapie der HFrEF (und insbesondere auch bei Patienten unabhängig von einem zu Beginn vorhandenen Diabetes mellitus).

Die DAPA-HF-Studie hat den SGLT2-Hemmer Dapagliflozin für die Therapie der HFrEF bei Patienten mit NYHA-Klasse II-IV untersucht und konnte eine Reduktion des kombinierten primären Endpunkts bestehend aus Tod jeglicher Ursache, der kardiovaskulären Mortalität und der Hospitalisierungsrate aufgrund von Herzinsuffizienz zeigen [10]. Wie bereits in der EMPA-REG-Outcome-Studie zeigte sich der Effekt unabhängig vom HbA_{1c} (bzw. vom Diabetesstatus an sich). Es sei an dieser Stelle auch erwähnt, dass rund 50 % der Studienteilnehmer keinen Diabetes mellitus aufwiesen. Ähnlich der DAPA-HF-Studie erbrachte auch die EMPEROR-Reduced-Studie für das Präparat Empagliflozin eine Reduktion des kombinierten Endpunktes aus kardiovaskulärem Tod und Herzinsuffizienzhospitalisierung bei HFrEF-Patienten NYHA II-IV [11]. Auffällig war in beiden Studien, dass der Effekt durch Empagliflozin oder Dapagliflozin bereits früh einsetzt, i.e. die Kurven zwischen Placebo und SGLT2-Hemmer früh auseinander streben (☞ Abb. 4.1).

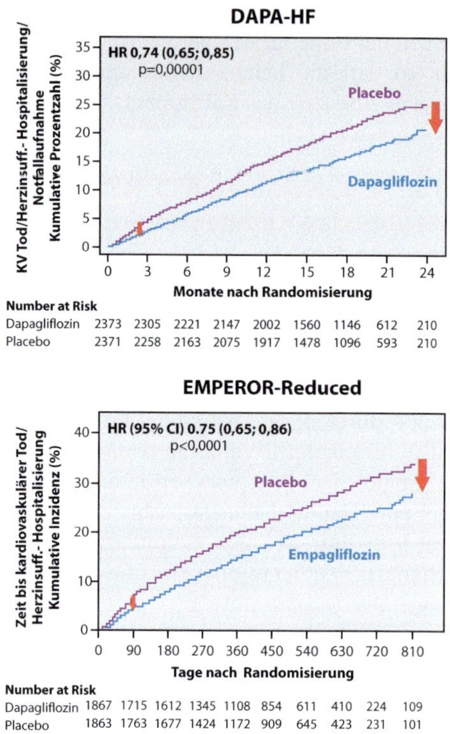

Abb. 4.1: Abbildungen nach den Originalpublikationen der DAPA-HF-Studie [10] und der EMPEROR-Reduced-Studie [26] zeigen, dass der primäre Endpunkt beider Studien bereits früh einen Unterschied zwischen Placebo und Verum aufzeigt und beiden Substanzen, Dapagliflozin und Empagliflozin, eindrückliche Effekte auf den jeweiligen kombinierten Endpunkt von kardiovaskulärem Tod und Herzinsuffizienzhospitalisierung aufweisen.

Unter Berücksichtigung der Tatsache, dass in der EMPA-REG-Studie der Einfluss auf die Herzinsuffizienzhospitalisierung unabhängig vom Blutdruck, Langzeitzucker und ischämischen Ereignissen war, sei noch erwähnt, dass neben der SGLT2-Inhibition in der Niere eine Vielzahl an alternativen "wahren" Wirkmechanismen der SGLT2-Hemmer postuliert werden. Einige direkte kardiale Mechanismen, an denen teilweise auch in unseren Arbeitsgruppen geforscht wird, seien in Abb. 4.2 zur Anregung eines weiteren Selbststudiums kursorisch erwähnt. Diese Auswahl ist mitnichten erschöpfend, da den SGLT2-Hemmern aktuell in der Literatur ausgeprägte pleiotrope Effekte zugeschrieben werden.

Auf Basis der DAPA-HF- und EMPEROR-Reduced-Studien empfehlen sowohl die europäische als auch die amerikanischen Herzinsuffizienzleitlinien die Therapie mit Empagliflozin oder Dapagliflozin für alle Patienten mit symptomatischer HFrEF (NYHA II-IV) unabhängig vom Diabetesstatus [1, 2].

Interessanterweise wurde Empagliflozin auch bereits bei Patienten mit einer EF >40 % und NYHA-Klasse II-IV untersucht (EMPEREROR-Preserved) und konnte auch bei diesen Patienten einen kombinierten Endpunkt aus kardiovaskulärem Tod und Herzinsuffizienzhospitalisierung erstmals signifikant reduzieren [12]. Auch wenn dies aufgrund der unlängst erst erschienenen Studie (sowie der DELIVER-Studie bei HFpEF mit Dapagliflozin [13]) noch nicht in den ESC-Leitlinien abgebildet ist, sollten SGLT2-Hemmer somit bei Herzinsuffizienz generell zum Einsatz kommen und eher liberal verschrieben werden.

Für Empagliflozin galt in der EMPEROR-Reduced-Studie eine GFR von ≥20 ml/min/1,73 m² als Bedingung für den Studieneinschluss, für Dapagliflozin in der DAPA-HF-Studie eine GFR ≥30 ml/min/1,73 m². Zu beachten ist, dass SGLT2-Hemmer generell zu Beginn der Therapie aufgrund der Wirkung am Vas afferens zu einer vorübergehenden Absenkung der GFR führen können, was jedoch nicht gleich zu setzen ist mit einer Verschlechterung der Nierenfunktion. Ganz im Gegenteil führten die SGLT2-Hemmer in den bisherigen Herzinsuffizienz-Studien zu einer Verlangsamung der Nierenfunktionsverschlechterung (i.e. langsameren Abnahme der GFR) [2].

Bemerkenswerterweise konnte Dapagliflozin in der DAPA-CKD-Studie in Patienten mit chronischer Niereninsuffizienz (GFR 25-75 ml/min/1,73 m², Urin-Albumin-Kreatinin-Quotient 200-5000 mg/g) einen kombinierten Endpunkt aus Abnahme der GFR, Entwicklung einer terminalen Niereninsuffizienz und kardiovaskulärem bzw. renalem Tod signifikant reduzieren [14], wobei sich die Ergebnisse in Metaanalysen auch für Patienten mit terminaler Niereninsuffizienz konsistent zeigten [15]. Laufende Studien untersuchen SGLT2-Hemmer auch bei Patienten mit GFR <20 ml/min/1,73 m² (z.T. sogar bei dialysepflichtigen Patienten), so dass aufgrund der Konsistenz der bisherigen Studiendaten zur Nephroprotektion eher noch mit einer weiteren Liberalisierung des Einsatzes bei Patienten mit chronischer Niereninsuffizienz und HFpEF zu rechnen ist.

Für die klinische Praxis sollte daraus zumindest folgen, dass SGLT2-Hemmer in Patienten mit HFrEF auch bei einem initialen GFR-Abfall nicht abgesetzt werden sollten [1, 2]. Auch bei einer GFR die um 20 bzw. 30 ml/min/1,73 m² unduliert setz-

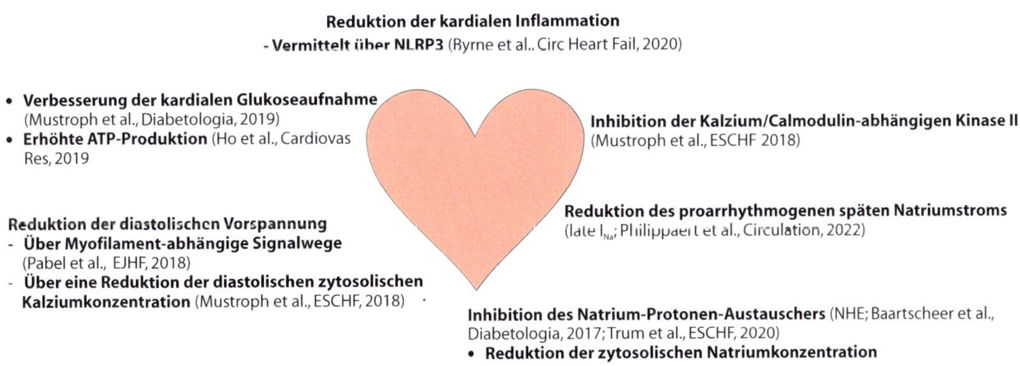

Abb. 4.2: Eine Auswahl an möglichen direkten kardialen Effekten der SGLT2-Hemmer, die aktuell Gegenstand der experimentellen bzw. translationalen Forschung sind.

ten wir in unserer Klinik SGLT2-Hemmer erfolgreich ein.

Komplikationen einer SGLT2-Hemmertherapie können Urogenitalinfekte und, insbesondere bei Diabetikern, Ketoazidosen sein [1, 16]. Patienten sollten daher zur optimalen Genitalhygiene beraten und über die potenziellen Nebenwirkungen aufgeklärt werden.

Aufgrund der gesteigerten osmotisch bedingten Diurese unter SGLT2-Hemmertherapie (gesteigerte Natrium/Glukoseausscheidung), muss ggf. eine Anpassung der Diuretikatherapie erfolgen um Hypovolämien bzw. Hypotonien zu vermeiden (positiver ausgedrückt ermöglicht der Einsatz eines SGLT2-Hemmers ggf. die Einsparung eines Diuretikums) [1, 2].

4.1.4. Diuretika und Flüssigkeitshaushalt

Auch Diuretika haben einen festen Stellenwert in der Therapie der chronischen HFrEF. Die Evidenzlage ist jedoch trotz des langjährigen Einsatzes dieser Medikamente ungleich schlechter als bei den "4F". Jeder klinisch tätige Kardiologe kann wohl bei kardial dekompensierten HFrEF-Patienten ad hoc zumindest eine anekdotische Wirksamkeit auf die Symptomatik (Verbesserung der kardiopulmonalen Stauung, damit Reduktion der Dyspnoe) bestätigen. Jenseits der symptomatischen Verbesserung der pulmonalen Stauung gibt es jedoch keine randomisiert kontrollierten Studien, in denen Mortalitätseffekte nachgewiesen worden wären [1]. Eine auch in der europäischen Leitlinie erwähnte Metaanalyse konnte dennoch eine Reduktion der Herzinsuffizienz-bezogenen Hospitalisierungen, eine Verbesserung der Belastbarkeit, und eine Reduktion der Mortalität zeigen [17]. Zu beachten ist hierbei jedoch die geringe untersuchte Patientenzahl (n<1.000 in allen in der Metaanalyse untersuchten Studien, n=221 in den Mortalitäts-relevanten Studien), die in keiner Weise den gängigen Patientenzahlen in den aktuellen randomisiert kontrollierten kardiologischen Studien entspricht. Eine weitere Studie, die auch in den amerikanischen Leitlinien zitiert wird, konnte jüngst mit vielen tausend hospitalisierten Herzinsuffizienzpatienten einen signifikanten Effekt von neu verschriebenen Schleifendiuretika auf die 30-Tages-Mortalität nach Entlassung aus dem Krankenhaus und die 30-Tages-Rehospitalisierungsrate nachweisen, jedoch war diese Studie nicht kontrolliert randomisiert und die Effekte interessanterweise auch in einer zweiten Analyse 60 Tage nach Krankenhausentlassung nicht mehr statistisch signifikant [18]!

In den europäischen Leitlinien wird entsprechend der Datenlage die Verschreibung eines Schleifendiuretikums für Patienten mit "Zeichen und/oder Symptomen" einer Stauung empfohlen (Empfehlung Klasse IC) [1]. Zwar wird im Fließtext der Leitlinie auf das Therapieziel einer Euvolämie hingewiesen [1], dennoch betrifft die klare Therapieempfehlung hier eben nur Patienten, die zumindest zum Zeitpunkt der Verschreibung eine pulmonale Stauung aufgewiesen haben. Dies ist nach Meinung der Autoren etwas unglücklich definiert, da hierdurch – zumindest im engen Verständnis der Empfehlung – Patienten mit anderweitigen Zeichen einer Hypervolämie (i.e. peripheren Ödemen) ausgeschlossen werden. Im Gegensatz dazu sind die amerikanischen Leitlinien etwas konziser und sprechen eine Therapieempfehlung für alle Patienten mit Zeichen der "Flüssigkeitsretention" aus [2]. Dies entspricht sicherlich eher der klinischen Praxis. Beide Leitlinien sprechen sich dafür aus, die niedrigste Dosis Schleifendiuretika zu verschreiben, die zu einer nachhaltigen Euvolämie führt [1, 2]. Diese Empfehlung deutet an, dass mit steigender Diuretikadosis Nebenwirkungen zunehmen können, u.a. Elektrolytstörungen (z.B. Hypokaliämie, Hyponatriämie, Hypomagnesiämie) oder ein Anstieg der Retentionsparameter (Kreatinin, Harnstoff), so dass entsprechende Parameter zu Beginn der Therapie und im Verlauf kontrolliert werden sollten. Das im Supplement 3 der ESC-Leitlinie [1] umfangreich thematisierte Hypotensionsrisiko unter Diuretikatherapie ist nach Erfahrung der Autoren oftmals mit einer Hypovolämie kongruent, sodass hier kritisch der Volumenstatus des Patienten untersucht werden sollte (klinische Untersuchung, ggf. Bestimmung des NT-pro-BNP, ggf. Vena cava-Ultraschall, ggf. Röntgen-Thorax). Besonders beachtet werden sollte, dass es auch bei hypervolämen (d.h. kardial dekompensierten) Patienten zu einer Hypotonie kommen kann, dass hier aber gerade die Intensivierung der Diuretikatherapie zur Vorlastsenkung und Rekompensation (unter engmaschigem Monitoring) im Vordergrund stehen sollte [1, 19].

Die ESC-Leitlinie spricht sich bezüglich der chronischen HFrEF dafür aus, bei persistierend euoder gar hypovolämen Patienten eine Reduktion (bis zum Absetzen) der Diuretikatherapie anzustreben, wohingegen die amerikanischen Leitlinien sich bei Patienten mit stattgehabter pulmonalvenöser Stauung eher für eine dauerhafte Beibehaltung der Diuretikatherapie auch bei Euvolämie ausspricht, um eine erneute symptomatische Stauung zu verhindern [1, 2]. Sicherlich sollte Symptomlinderung und das mutmaßlich geringere Rehospitalisierungsrisiko immer gegen potentiell bedrohliche Nebenwirkungen abgewogen werden.

Generell sprechen sich sowohl die amerikanische als auch die europäische Leitlinie primär für den Einsatz von Schleifendiuretika als "Erstdiuretikum" aus [1, 2], beide ermöglichen aber auch die Kombination mit Thiaziden (oder anderen Substanzklassen), insbesondere in Fällen der Diuretikaresistenz. Beide Fachgesellschaften warnen jedoch vor einer gesteigerten Nebenwirkungsrate bei Kombination von Schleifendiuretika mit Thiaziddiuretika [1, 2], die amerikanische Leitlinie spricht sich sogar eher für eine Steigerung der Schleifendiuretikadosis mit potentieller Eskalation auf eine intravenöse Therapie aus [2, 20] (die dann allerdings in Deutschland, zumindest bei regelmäßiger bzw. täglicher Gabe, fast ausschließlich im stationären Umfeld möglich wäre).

Für das alltägliche Monitoring müssen alle HFrEF-Patienten für das tägliche Wiegen mit möglichst schriftlicher Dokumentation sensibilisiert werden. Die europäische Leitlinie empfiehlt zudem ein Patiententraining, so dass Patienten lernen selbstständig die Diuretikadosis an Symptomatik, Gewicht bzw. Zeichen der Herzinsuffizienz anpassen zu können [1]. In unserem Hause empfehlen wir den Patienten jedoch pragmatisch bei einer Gewichtszunahme >1 kg auch den Hausarzt aufzusuchen, um mögliche kardiale Dekompensationen frühzeitig "abzufangen". Kontrovers wird eine generelle Trinkmengenrestriktion für alle HFrEF-Patienten diskutiert, die Evidenz beruht zumeist auf kleinen Studien und befürwortet vor allem für kardial dekompensierte Patienten eine vorübergehende Volumenrestriktion [21, 22].

Wir sehen vor allem die Schwierigkeiten eines adäquaten Studiendesigns zur Trinkmengenrestriktion, welches durch eine Vielzahl an Faktoren (u.a. sonstige flüssigkeitshaltige Nahrungsmittel, klimatische Bedingungen, Natriumaufnahme) verkompliziert wird. Daher sprechen wir zumindest der Mehrheit unserer HFrEF-Patienten eine Trinkmengenrestriktion von 1,5 Litern pro Tag aus. Wichtig finden wir, dass diese Begrenzung nur einen Richtwert für den Patienten darstellt und selbstverständlich angepasst werden muss an z.B. sommerliche Temperaturen, Fieber, Nierenfunktion, sportliche Betätigung etc. Zudem betonen wir gegenüber den Patienten auch die Berücksichtigung von Wasserbestandteilen in Nahrungsmitteln wie z.B. Obst und Gemüse, Milchprodukten und Suppen.

Bei Infektionserkrankungen, insbesondere bei Erbrechen und Diarrhöen, sollte eine engmaschige hausärztliche Vorstellung mit Kontrolle der Elektrolyte und Retentionsparameter erfolgen. Gerade in derartigen Situationen ist eine vorübergehende Lockerung der Trinkmengenrestriktion notwendig, sollte aber mit konsequentem täglichen (!) Wiegen und klinischem Monitoring von Zeichen der Exsikkose oder Hypervolämie einhergehen.

4.2. Weitere pharmakologische Therapieoptionen

Eine Übersicht über weitere, über die Basistherapie hinausgehende Therapieoptionen findet sich in Tab 4.2, diese werden nachfolgend im Fließtext weiter eruiert.

4.2.1. Vericiguat

Bei Vericiguat handelt es sich um einen löslichen Guanylatzyklasehemmer, der eine Relaxierung der glatten Muskulatur im Gefäßsystem und hierdurch eine Vasodilatation (systemisch, insbesondere aber auch im Herzen) bewirkt (☞ Abb. 4.3).

In der VICTORIA-Studie wurde Vericiguat be iPatienten mit einer Ejektionsfraktion <45 % und einer NYHA-Klassifizierung von II-IV getestet [23]. In der Studie konnte eine signifikante Absenkung des kombinierten Studienendpunktes aus kardiovaskulärem Tod und Hospitalisierungsrate aufgrund von Herzinsuffizienz gezeigt werden. Hierbei zeigte sich jedoch vor allem die Herzinsuffizienzhospitalisierung reduziert, wohingegen kardiovaskuläre Mortalität oder Gesamtmortalität isoliert betrachtet nicht signifikant verändert wa-

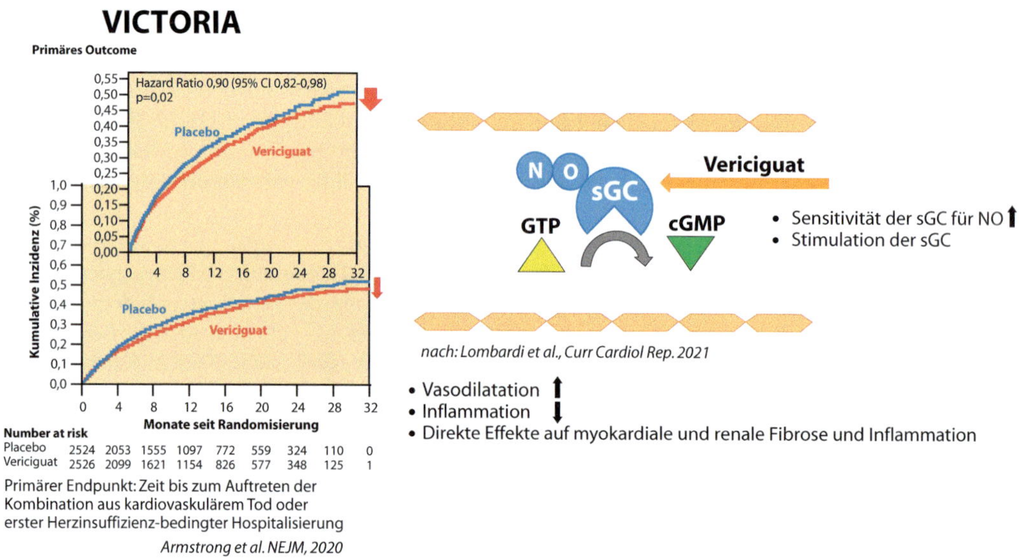

Abb. 4.3: Abbildung nach der Originalpublikation von Armstrong et al. (links) [23]. Vericiguat senkt einen kombinierten Endpunkt aus Herzinsuffizienz-bedingter Hospitalisierung und kardiovaskulärem Tod signifikant bei Patienten mit HFrEF (bzw. EF <45 %) und NYHA II-IV. Auf der rechten Seite dargestellt findet sich der Wirkmechanismus von Vericiguat. Über eine Sensitivitätserhöhung der löslichen Guanylatzyklase (sGC) für Stickstoffmonoxid (NO) und eine direkte Stimulation der sGC kommt es zur einer gesteigerten cGMP-Produktion, welches im Gefäß vasodilatorisch und anti-inflammatorische Effekte aufweist (nach [28]).

ren. Vericiguat wird daher in der europäischen und den amerikanischen Leitlinien bisher nur als Therapieoption für Patienten erwähnt [1, 2], die unter optimaler Basistherapie (4F) eine Verschlechterung der Herzinsuffizienz bzw. Herzinsuffizienzsymptomatik aufweisen (Klasse IIB-Empfehlung). Numerisch traten in der VICTORIA-Studie in der Vericiguatgruppe vermehrt Hypotensionen und Synkopen auf. Obwohl diese unerwünschten Arzneimittelnebenwirkungen statistisch nicht signifikant waren, sollte daher bei der Verschreibung besonders auf den Blutdruck geachtet werden, da in der Studie bereits Patienten mit einem systolischen Blutdruck <100 mmHg exkludiert waren und es sich somit bereits um ein vorselektioniertes – eher kränkeres – Patientenkollektiv handelte [2, 23]. Ein Aspekt der in den amerikanischen Leitlinien thematisiert wird ist, dass in einer Subgruppenanalyse die Patienten in dem Quartil mit dem höchsten NT-pro-BNP-Wert keinen Benefit bezüglich des primären Endpunktes aufwiesen [2]. Somit sollten Patienten vor Therapiebeginn optimal rekompensiert sein und in diesem Zustand die Kriterien für eine Therapieeinleitung (systolischer Blutdruck >100 mmHg, GFR >15 ml/min/1,73 m²) erfüllen.

Ergänzend sei noch auf die embryotoxische Wirkung von Vericiguat verwiesen, so dass eine Schwangerschaft vor Therapiebeginn unbedingt ausgeschlossen werden sollte bzw. im reproduktionsfähigen Alter eine sichere Verhütung gegeben sein muss (vgl. FDA-Verschreibungsinfo für Vericiguat). Auch sollte Vericiguat nicht mit PDE5-Hemmern (z.B. Sildenafil) und anderen lösliche Guanylatzyklase-Inhibitoren kombiniert werden, da dies das Risiko für Hypotensionen erhöhen kann.

4.2.2. Ivabradin

Ivabradin ist ein Inhibitor des I_f-Stromes, der im Sinusknoten (und z.T. anderen Reizbildungszentren) als Taktgeber fungiert. Eine Inhibition von I_f durch Ivabradin führt zu einer Herzfrequenzabsenkung, diese ist jedoch durch den selektiven Wirkmechanismus auf Patienten mit Sinusrhythmus beschränkt! Ivabradin konnte in der SHIFT-Studie bei Patienten mit HFrEF (+ NYHA-Stadium II-IV) und Ruheherzfrequenz ≥70/min einen kombinierten Endpunkt aus Herzinsuffizienzhospitalisierung und kardiovaskulärem Tod reduzieren, dies war jedoch im Wesentlichen durch die Reduktion der Herzinsuffizienzhospitalisierung getrieben [2]. Sowohl die europäische als auch die amerikanischen Leitlinien weisen darauf hin, dass in jedem Fall die Eindosierung bzw. Ausdosierung eines Betablockers aufgrund der klar belegten Mortalitätsvorteile im Vordergrund stehen sollte [1, 2]. Ivabradin kann darüber hinaus bei Patienten mit Betablockerintoleranz erwogen werden [1]. Die europäische Leitlinie empfiehlt Ivabradin aufgrund der Studienlage für die HFrEF, sofern die EF ≤35 % beträgt [1].

4.2.3. Digoxin

Der Stellenwert einer Digitalistherapie bei Herzinsuffizienz bleibt bislang, bis auf die vor vielen Jahren durchgeführte DIG-Studie (s.u.), weitgehend ungeklärt und ist aktuell Gegenstand der laufenden Investigator-initiierten nicht kommerziellen DIGIT-HF-Studie (Wirkstoff Digitoxin) unter Federführung der MH Hannover [26]. Für Digitalispräparate fehlen belastbare Daten zur additiven Therapie unter optimaler medikamentöser Therapie mit den 4F [1]. In der DIG-Studie, die 1997 veröffentlich wurde und in Anbetracht der rasanten Therapieentwicklung mutmaßlich veraltet ist, blieb Digoxin in Bezug auf die Mortalität bei Patienten mit einer EF ≤45 % neutral, wobei die Herzinsuffizienzhospitalisierung signifikant reduziert wurde.

Die ESC empfiehlt daher Digoxin lediglich mit einer Klasse IIb-Empfehlung für Patienten im Sinusrhythmus zur Reduktion der Hospitalisierungsrate [1]. Die amerikanische Fachgesellschaft ist hier zumindest sprachlich sogar noch etwas konservativer und rät lediglich mit Vorsicht zur Digitalistherapie, sofern eine Herzinsuffizienzsymptomatik trotz optimaler medikamentöser Therapie bestehen bleibt [1].

Die Datenlage zu Patienten mit Vorhofflimmern und HFrEF bleibt in Abwesenheit randomisiert kontrollierter Studie unklar [1], so dass die ESC Digoxin als frequenzkontrollierende Option ebenfalls mit IIb empfiehlt, sofern alternative Methoden der Frequenzkontrolle ausscheiden [1]. Sowohl die ESC als auch die AHA weisen explizit auf die Notwendigkeit zur Kontrolle des Digitalisspiegels hin, da ein Spiegel ≥1,2 ng/l möglicherweise die Mortalität steigern könnte [1, 2].

4.2.4. Isosorbid-Dinitrat und Hydralazin (Kombinationspräparat)

Für den Einsatz von Isosorbid-Dinitrat (ISDN) und Hydralazin bestehen nur geringe Daten für ein stark selektioniertes Patientenkollektiv. Die ESC empfiehlt ISDN und Hydralazin mit einer Klasse IIa-Empfehlung für sich selbst als schwarz bezeichnende Patienten (engl. *black race*) und HFrEF in den NYHA-Klassen III und IV zur Reduktion von Mortalität und Hospitalisierung [1]. Die amerikanischen Leitlinien betont zwar ebenfalls die geringe Evidenz, spricht für diese Patientengruppe jedoch sogar eine Klasse IA-Indikation aus. Für andere Patienten werden beide Substanzen sowohl in der europäischen als auch in den amerikanischen Leitlinien lediglich bei Unverträglichkeit einer RAAS-Blockade zur Disposition gestellt (IIb-Empfehlung) [1, 2].

4.2.5. Eisencarboxymaltose

Patienten mit HFrEF und Eisenmangel bzw. Eisenmangelanämie haben ein erhöhtes Risiko für Herzinsuffizienzhospitalisierungen, eine erhöhte Sterblichkeit und ein schlechteres Allgemeinbefinden [1]. Es besteht daher die Klasse IA-Indikation Patienten mit HFrEF regelmäßig mittels Laborkontrolle von Serum-Ferritin, Transferrin bzw. Transferrin-Sättigung und Blutbild zu screenen [1]. Eine intravenöse Gabe von Eisencarboxymaltose sollte bei HFrEF (bzw. nach ESC-Leitlinie auch schon bei einer EF <45 %) und einem Serum-Ferritin <100 ng/ml oder Serum-Ferritin 100 299 ng/ml und Transferrin-Sättigung <20 % eine Eisencarboxymaltose-Gabe erwogen werden (vgl. Therapiealgorithmus nach McDonagh and Macdougall, modifiziert nach McDonagh, ☞ Tab. 4.3), da hierdurch die Herzinsuffizienzsymptomatik ebenso wie Lebensqualität und körperliche Leistungsfähigkeit gesteigert werden können [1]. Ebenso könnte eine Eisensubstitution die Herzinsuffizienzhospitalisierungsrate reduzieren [1]. Metaanalysen legen nahe, dass durch eine intravenöse Eisensubstitution möglicherweise auch der Tod jeglicher Ursache bzw. die kardiovaskuläre Mortalität abgesenkt werden könnte [1], was derzeit in der FAIR-HF2-Studie prospektiv untersucht wird. Sofern nach o.g. Definition ein Eisen-

HFrEF (Symptomatik NYHA II-IV)			
Bestimmung Ferritin, Transferrin und Transferrin-Sättigung und Hämoglobin			
Serum-Ferritin <100 ng/ml *oder* Serum-Ferritin 100-299 ng/ml und Transferrin-Sättigung <20 %			
↓ Eisensubstitution mit Eisencarboxymaltose wenn Hb <15 g/dl		Anämieabklärung wenn Hb <13 g/dl (m) bzw. Hb <12 g/dl (w)	
Eisenbedarf berechnen (mg Eisencarboxymaltose)			
Hb	Körpergewicht in kg		
g/dl	<35	35-<70	≥70
<10	500	1500	2000
10-13,9	500	1000	1500
14-15	500	500	500
Gabe von 500-1000 mg Eisencarboxymaltose (Einzelgaben ggf. über mehrere Wochen verteilen) • max. 100 mg/min • max. 1000 mg/Woche • 30 Minuten Monitoring nach Gabe			
Kontrolle Serum-Ferritin und Transferrin-Sättigung nach 3 Monaten			

Tab. 4.3: Algorithmus zur Substitution von Eisencarboxymaltose; Algorithmus zur i.v. Eisensubstitution mittels Eisencarboxymaltose (nach [24, 29]). Hb = Hämoglobin, m = männlich, w = weiblich.

mangel besteht, sollte zunächst der Hämoglobin-Wert bestimmt werden [1, 24]. Bei einem Hb >15 g/dl erfolgt keine Eisensubstitution. Beträgt der Hb <15 g/dl, so erfolgt eine intravenöse Eisencarboxymaltose-Gabe, die entsprechend nach dem Eisenbedarf ausgerichtet werden muss [24]. Sofern der Hb <13 g/dl bei Männern, bzw. <12 g/dl bei Frauen beträgt, soll eine weitere differentialdiagnostische Ursachenforschung bezüglich der Anämie ergänzt werden [24], jedoch die Eisensubstitution eingeleitet werden. Zu betonen ist, dass der positive Effekt der Eisensubstitution unabhängig vom Hämoglobinwert (sog. relativer Eisenmangel) zu sehen ist [1]. Eine orale Eisensubstitution wird von der ESC derzeit nicht empfohlen, da diese nicht die positiven Effekte der intravenösen Substitution bei HFrEF aufweist [1]. Aus vielerlei Gründen stellt die intravenöse Substitution von Eisencarboxymaltose im ambulanten Umfeld oftmals eine große Herausforderung dar, so dass stationäre Aufenthalte in unserem Hause regelhaft zum Screening des Eisenstatus mit ggf. nachfolgender Eisensubstitution genutzt werden. Hier bietet sich eine engmaschige Abstimmung mit den behandelnden Hausärzten bzw. niedergelassenen Kardiologen an, in wieweit diese Leistung ggf. ambulant angeboten werden kann. Eine Kontrolle sollte frühestens nach 3 Monaten erfolgen, da das Serum-Ferritin innerhalb der ersten Wochen nach Substitution stark ansteigt und innerhalb der ersten Wochen nicht sicher einen Therapieerfolg anzeigen kann [24]. Bei akuten bakteriellen Infekten sollte keine Substitution durchgeführt werden, bei chronischen Infekten muss mit besonderer Vorsicht agiert werden [24]. Sollte die Anämiediagnostik eine nicht Eisen-bedingte Ursache der Anämie bzw. des Eisenmangels (z.B. Tumoranämie, Blutungsanämie) erbracht haben, so steht selbstverständlich die Ursachenbehandlung im Vordergrund. Eine Eisensubstitution bei Erkrankungen mit systemischer Eisenüberladung verbietet sich natürlich von selbst. Ein engmaschiges Monitoring während der Substitution ist in jedem Fall in Bezug auf mögliche Hypersensitivitätsreaktionen ("Allergien") unerlässlich, eine Nachbeobachtung nach intravenöser Eisengabe sollte für mindestens 30 Minuten erfolgen [24].

4.3. Impfungen

Patienten mit Herzinsuffizienz sind durch schwerwiegende Infektionen besonders gefährdet [1]. Prospektive randomisiert kontrollierte Studien für Impfungen in Patienten mit HFrEF existierend bislang zwar nicht, daher basiert die bisherige Evidenz auf Beobachtungsstudien und retrospektiven Analysen [2]. Für Patienten mit HFrEF sollten sowohl nach europäischer als auch nach amerikanischen Leitlinien Impfungen zumindest gegen Influenza, Pneumokokken und SARS-CoV-2 (COVID-19) erwogen werden [1, 2]. Die Influenza- und Pneumokokkenimpfungen scheinen nach bisheriger Datenlage bei Patienten mit HFrEF eine Reduktion der kardiovaskulären Mortalität und des Todes jeglicher Ursache zu bewirken, einige Analysen sprechen auch für eine Reduktion der Hospitalisierungsrate [1, 2]. Patienten mit HFrEF haben ein erhöhtes Risiko für einen schweren Verlauf von COVID-19 [1, 2], aufgrund der hohen Sicherheit der verfügbaren Impfstoffe sollten diese trotz (bzw. gerade wegen) der weiterhin auftretenden Mutationen bei Patienten mit HFrEF zur Anwendung kommen (dies entspricht Stand Mai 2022 der Stiko-Empfehlung und den europäischen und amerikanischen Herzinsuffizienz-Leitlinien [1, 2]).

4.4. Allgemeine Hinweise zur Pharmakotherapie

Wichtig ist zu beachten, dass die Effekte insbesondere der "4F" nicht unbedingt klar dem eigentlichen pharmakologischen Wirkmechanismus zuzuordnen sind. Wie bereits bei den SGLT2-Hemmern erwähnt, wird neben der SGLT2-Inhibition auch von anderen pleiotropen Effekten ausgegangen, u.a. von direkten kardialen Effekten, aber auch von Einflüssen auf das Extrazellulärvolumen etc. In ähnlicher Weise haben die klassischen RAAS-Blocker, also ACE-Hemmer und AT1-Antagonisten, auch einen weitgehend Blutdruckunabhangigen Effekt auf das kardiale Remodeling, also chronische Umbauprozesse am Herzen im Rahmen der Herzinsuffizienz oder auch ischämischen Kardiomyopathie. Letztlich sollte daher auch bei gut eingestellten Blutdruckwerten eine Therapie mit allen prognostisch wirksamen Substanzklassen angestrebt werden. Sollten im Rahmen der pharmakologischen Therapie etwa Hypotonien auftreten, so sollten ausnahmsweise (eben in Anbetracht der pleiotropen Substanzeffekte) auch Dosen unterhalb der in der Fachinformation angegebenen Startdosis erwogen werden. Diese sind allerdings zumeist off-label und sollten mit dem Patienten daher kritisch besprochen werden.

4.5. Besondere Krankheitssituationen

4.5.1. Hospitalisierung aufgrund von Herzinsuffizienz

Die akute Herzinsuffizienz mit ihrem diagnostischen und therapeutischen Management soll zwar nicht primär im Fokus dieses Buches stehen. Nichtsdestotrotz ist die Optimierung der Herzinsuffizienz-Dauertherapie eines hospitalisierten HFrEF-Patienten essentiell zur Reduktion von Mortalität und Rehospitalisierungsrate [1], so dass wichtige Prinzipien hier kurz erläutert werden sollen.

Die ESC-Leitlinie betont die Wichtigkeit einer Optimierung der diuretischen Therapie vor Entlassung, da eine persistierende pulmonale Stauung nach Entlassung häufig vorkommt und mit Mortalität und Rehospitalisierung assoziiert ist [1]. Zudem sollte der Patient zur Selbstüberwachung des Körpergewichtes angehalten werden, je nach Compliance sollte auch eine Patientenanleitung zur selbstständigen Anpassung der Diuretikatherapie nach Körpergewicht angeleitet werden (☞ Kap. 4.1.4.) [1]. Die Herzinsuffizienz-Dauermedikation soll unter Berücksichtigung von Faktoren wie hämodynamischer Stabilität, Nierenfunktion und Blutdruck während des stationären Aufenthaltes nach Möglichkeit unbedingt weiter eingenommen werden, ist dies nicht möglich (z.B. bei intermittierender Katecholamingabe), so soll die Dauermedikation vor Entlassung idealerweise wieder begonnen werden (ggf. in angepasster Dosierung) [1]. Die ESC-Leitlinie empfiehlt darüber hinaus, dass stationäre Aufenthalte nach Möglichkeit zur Ausdosierung der Dauermedikation genutzt werden und nach Entlassung ein kurzfristiger ambulanter Verlaufstermin zur klinischen Verlaufskontrolle, Bestimmung der Elektrolyte und Nierenfunktion, EKG und Blutdruckmessung vereinbart wird [1]. In jedem Fall sollte angestrebt werden, dass der Patient zur Entlassung die Basistherapie (4F) erhält, ggf. kann der stationäre Aufenthalt auch zum kurzfristigen Absetzen des ACE-Hemmers mit nachfolgender Eindosierung von Sacubitril/Valsartan genutzt werden (cave: frühestens 36 Stunden nach Absetzen des ACE-Hemmers, sonst Risiko eines Angioödems) [1, 2].

Wie im Abschnitt 4.2.5. dargelegt, sollte der stationäre Aufenthalt zur Bestimmung des Eisenstatus genutzt werden, da eine Substitution nach aktueller Datenlage nur intravenös mittels Eisencarboxymaltose erfolgen sollte und dies im stationären Umfeld sicherlich leichter umsetzbar ist. Die amerikanische Herzinsuffizienzleitlinie empfiehlt zur Risikostratifizierung und Steuerung der (diuretischen) Therapie die (erneute) Bestimmung des NT-pro-BNP im Vorfeld der Krankenhausentlassung [2].

4.5.2. HFrEF mit Besserung der linksventrikulären Pumpfunktion

Patienten mit HFrEF und Besserung der linksventrikulären Pumpfunktion unter Therapie werden in der amerikanischen Herzinsuffizienzleitlinie und nach der neuen universellen Herzinsuffizienzdefinition (*Universal Definition and Classification of Heart Failure* [25]) in die neue Kategorie HFimpEF für *heart failure with improved ejection fraction* (Herzinsuffizienz mit gebesserter Ejektionsfraktion, ☞ Tab. 4.4) eingeordnet, sofern eine HFrEF (EF ≤40 %) vorlag, die sich um ≥10 % verbessert und in einer erneuten echokardiographischen Kontrollmessung >40 % beträgt (somit werden diesen Patienten nicht in die Kategorien HFmrEF oder HFpEF umgruppiert) [25].

Bei diesen Patienten soll die medikamentöse Dauertherapie fortgeführt werden, da nach Absetzen der Herzinsuffizienzmedikation ein hohes Risiko für eine erneute Verschlechterung der linksventrikulären Pumpfunktion und der klinischen Symptomatik bestünde [1, 2]. Aktuell ist die Datenlage zu diesem Kollektiv noch übersichtlich, wird sich sicherlich in den kommenden Jahren aber alleine aufgrund der neuen Klassifikation deutlich verbessern.

4.6. Literatur

1. McDonagh TA, Metra M, Adamo M, Gardner RS, Baumbach A, Böhm M, Burri H, Butler J, Celutkiene J, Chioncel O, et al. 2021 ESC Guidelines for the diagnosis and treatment of acute and chronic heart failure: Developed by the Task Force for the diagnosis and treatment of acute and chronic heart failure of the European Society of Cardiology (ESC) With the special contribution of the Heart Failure Association (HFA) of the ESC. European Heart Journal 2021;42:3599-3726.

2. Heidenreich PA, Bozkurt B, Aguilar D, Allen LA, Byun JJ, Colvin MM, Deswal A, Drazner MH, Dunlay SM, Evers LR, et al. 2022 AHA/ACC/HFSA Guideline for the Management of Heart Failure. Journal of the American College of Cardiology 2022;79:e263-e421.

3. Hagendorff A, Fehske W, Flachskampf FA, Helfen A, Kreidel F, Kruck S, La Rosée K, Tiemann K, Voigt J-U, Von Bardeleben RS, et al. Manual zur Indikation und Durchführung der Echokardiographie – Update 2020 der Deutschen Gesellschaft für Kardiologie. Der Kardiologe 2020;14:396-431.

4. Shishehbor MH, White CJ, Gray BH, Menard MT, Lookstein R, Rosenfield K, Jaff MR. Critical limb ischemia: An expert statement. Journal of the American College of Cardiology 2016;68:2002-2015.

5. McMurray JJV, Packer M, Desai AS, Gong J, Lefkowitz MP, Rizkala AR, Rouleau JL, Shi VC, Solomon SD, Swedberg K, et al. Angiotensin–neprilysin inhibition versus enalapril in heart failure. New England Journal of Medicine 2014;371:993-1004.

<table>
<tr><td colspan="3">HFimpEF</td></tr>
<tr><td></td><td>Diagnosezeitpunkt HFrEF</td><td>Diagnosezeitpunkt HFimpEF</td></tr>
<tr><td>Bedingung:</td><td>LVEF ≤40 %</td><td>LVEF-Besserung ≥10 %, LVEF >40 %</td></tr>
<tr><td colspan="3">Klassifizierung HFimpEF kann erwogen werden</td></tr>
<tr><td></td><td>Diagnosezeitpunkt HFmrEF</td><td>Diagnosezeitpunkt HFimpEF</td></tr>
<tr><td>Bedingung:</td><td>LVEF 41-49 %</td><td>LVEF ≥50 %</td></tr>
<tr><td colspan="3">Keine HFimpEF</td></tr>
<tr><td colspan="3">LVEF-Besserung ≥10 %, LVEF <40 % (⇒ HFrEF)</td></tr>
</table>

Tab. 4.4: Klassifizierung der Herzinsuffizienz mit gebesserter Ejektionsfraktion, HFimpEF. Nach *"Universal Definition and Classification of Heart Failure"* [25]. LVEF = linksventrikuläreEjektionsfraktion, HFimpEF = *heart failure with improved ejection fraction*, HFmrEF = *heart failure with mildly reduced ejection fraction.*

6. Wachter R, Senni M, Belohlavek J, Straburzynska-Migaj E, Witte KK, Kobalava Z, Fonseca C, Goncalvesova E, Cavusoglu Y, Fernandez A, et al. Initiation of sacubitril/valsartan in haemodynamically stabilised heart failure patients in hospital or early after discharge: primary results of the randomised TRANSITION study. European Journal of Heart Failure 2019;21:998-1007.

7. Velazquez EJ, Morrow DA, Devore AD, Duffy CI, Ambrosy AP, McCague K, Rocha R, Braunwald E. Angiotensin–neprilysin inhibition in acute decompensated heart failure. New England Journal of Medicine 2019;380: 539-548.

8. Morrow DA, Velazquez EJ, Devore AD, Desai AS, Duffy CI, Ambrosy AP, Gurmu Y, McCague K, Rocha R, Braunwald E. Clinical outcomes in patients with acute decompensated heart failure randomly assigned to sacubitril/valsartan or enalapril in the PIONEER-HF Trial. Circulation 2019;139:2285-2288.

9. Inzucchi SE, Zinman B, Fitchett D, Wanner C, Ferrannini E, Schumacher M, Schmoor C, Ohneberg K, Johansen OE, George JT, et al. How Does empagliflozin reduce cardiovascular mortality? Insights from a mediation analysis of the EMPA-REG OUTCOME Trial. Diabetes Care 2018;41:356-363.

10. McMurray JJV, Solomon SD, Inzucchi SE, Køber L, Kosiborod MN, Martinez FA, Ponikowski P, Sabatine MS, Anand IS, Bìlohlávek J, et al. Dapagliflozin in patients with heart failure and reduced ejection fraction. New England Journal of Medicine 2019;381:1995-2008.

11. Zinman B, Wanner C, Lachin JM, Fitchett D, Bluhmki E, Hantel S, Mattheus M, Devins T, Johansen OE, Woerle HJ, et al. Empagliflozin, Cardiovascular outcomes, and mortality in type 2 diabetes. New England Journal of Medicine 2015;373:2117-2128.

12. Anker SD, Butler J, Filippatos G, Ferreira JP, Bocchi E, Böhm M, Brunner–La Rocca H-P, Choi D-J, Chopra V, Chuquiure-Valenzuela E, et al. Empagliflozin in heart failure with a preserved ejection fraction. New England Journal of Medicine 2021;385:1451-1461.

13. Solomon SD, McMurray JJV, Claggett B, de Boer RA, DeMets D, Hernandez AF, Inzucchi SE, Kosiborod MN, Lam CSP, Martinez F, et al; DELIVER Trial Committees and Investigators. Dapagliflozin in Heart Failure with Mildly Reduced or Preserved Ejection Fraction. New England Journal of Medicine 2022 Aug 27. doi: 10.1056/NEJMoa2206286.

14. Heerspink HJL, Stefánsson BV, Correa-Rotter R, Chertow GM, Greene T, Hou F-F, Mann JFE, McMurray JJV, Lindberg M, Rossing P, et al. Dapagliflozin in patients with chronic kidney disease. New England Journal of Medicine 2020;383:1436-1446.

15. Chertow GM, Vart P, Jongs N, Toto RD, Gorriz JL, Hou FF, McMurray JJV, Correa-Rotter R, Rossing P, Sjöström CD, et al. Effects of dapagliflozin in stage 4 chronic kidney disease. Journal of the American Society of Nephrology 2021;32:2352-2361.

16. Dickstein K, Cohen-Solal A, Filippatos G, McMurray JJ, Ponikowski P, Poole-Wilson PA, Stromberg A, van Veldhuisen DJ, Atar D, Hoes AW, et al. ESC Guidelines for the diagnosis and treatment of acute and chronic heart failure 2008: the Task Force for the Diagnosis and Treatment of Acute and Chronic Heart Failure 2008 of the European Society of Cardiology. Developed in collaboration with the Heart Failure Association of the ESC (HFA) and endorsed by the European Society of Intensive Care Medicine (ESICM). Eur Heart J 2008;29:2388-2442.

17. Faris R, Flather M, Purcell H, Henein M, Poole-Wilson P, Coats A. Current evidence supporting the role of diuretics in heart failure: a meta analysis of randomised controlled trials. Int J Cardiol. 2002;82:149-158.

18. Faselis C, Arundel C, Patel S, Lam PH, Gottlieb SS, Zile MR, Deedwania P, Filippatos G, Sheriff HM, Zeng Q, et al. Loop diuretic prescription and 30-day outcomes in older patients with heart failure. Journal of the American College of Cardiology 2020;76:669-679.

19. Mullens W, Damman K, Harjola V-P, Mebazaa A, Brunner-La Rocca H-P, Martens P, Testani JM, Tang WHW, Orso F, Rossignol P, et al. The use of diuretics in heart failure with congestion — a position statement from the Heart Failure Association of the European Society of Cardiology. European Journal of Heart Failure 2019;21:137-155.

20. Felker GM, Lee KL, Bull DA, Redfield MM, Stevenson LW, Goldsmith SR, Lewinter MM, Deswal A, Rouleau JL, Ofili EO, et al. Diuretic strategies in patients with acute decompensated heart failure. New England Journal of Medicine 2011;364:797-805.

21. Johansson P, van der Wal MH, Stromberg A, Waldreus N, Jaarsma T. Fluid restriction in patients with heart failure: how should we think? Eur J Cardiovasc Nurs 2016;15:301-304.

22. Li Y, Fu B, Qian X. Liberal versus restricted fluid administration in heart failure patients. International Heart Journal 2015;56:192-195.

23. Armstrong PW, Pieske B, Anstrom KJ, Ezekowitz J, Hernandez AF, Butler J, Lam CSP, Ponikowski P, Voors AA, Jia G, et al. Vericiguat in patients with heart failure and reduced ejection fraction. New England Journal of Medicine 2020;382:1883-1893.

24. McDonagh T, Damy T, Doehner W, Lam CSP, Sindone A, Van Der Meer P, Cohen-Solal A, Kindermann I, Manito N, Pfister O, et al. Screening, diagnosis and treatment of iron deficiency in chronic heart failure: putting the 2016 European Society of Cardiology heart failure

guidelines into clinical practice. European Journal of Heart Failure 2018;20:1664-1672.

25. Bozkurt B, Coats AJ, Tsutsui H, Abdelhamid M, Adamopoulos S, Albert N, Anker SD, Atherton J, Böhm M, Butler J, et al. Universal definition and classification of heart failure. Journal of Cardiac Failure 2021;27:387-413.

26. Bavendiek U, Berliner D, Dávila LA, Schwab J, Maier L, Philipp S, Rieth A, Westenfeld R, Piorkowski C, Weber K, Oldhafer M, Schallhorn S, v.d. Leyen H, Schröder C, Veltmann C, Störk S, Böhm M, Koch A, Bauersachs J on behalf of the DIGIT-HF Investigators and Committees. Rationale and design of the DIGIT-HF trial (DIGitoxin to Improve ouTcomes in patients with advanced chronic Heart Failure): a randomized, double-blind, placebo-controlled study. Eur J Heart Fail 2019;21:676-684.

27. Packer M, Anker SD, Butler J, Filippatos G, Pocock SJ, Carson P, Januzzi J, Verma S, Tsutsui H, Brueckmann M, et al. Cardiovascular and Renal Outcomes with Empagliflozin in Heart Failure. New England Journal of Medicine 2020;383:1413-1424.

28. Lombardi CM, Cimino G, Pagnesi M, Dell'Aquila A, Tomasoni D, Ravera A, Inciardi R, Carubelli V, Vizzardi E, Nodari S, Emdin M, Aimo A. Vericiguat for Heart Failure with Reduced Ejection Fraction. Curr Cardiol Rep 2021;23:144.

29. McDonagh T, Macdougall IC. Iron therapy for the treatment of iron deficiency in chronic heart failure: intravenous or oral? Eur J Heart Fail 2015;17:248-262.

Interventionelle Therapie

5. Interventionelle Therapie

Neben der optimalen medikamentösen Therapie (☞ Kap. 4.), der kardialen Resynchronisationstherapie sowie der kausalen Behandlung einer zugrunde liegenden Erkrankung stellt auch die interventionelle Therapie der HFrEF eine wichtige Säule der Herzinsuffizienztherapie dar. Im Fokus wird in diesem Kapitel die interventionelle Therapie der Atrioventrikularklappen (AV-Klappen) stehen.

5.1. Sekundäre Mitralklappeninsuffizienz

Bei Patienten mit sekundärer Mitralklappeninsuffizienz (früher als funktionelle Mitralklappeninsuffizienz bezeichnet) sind die Mitralklappensegel und der Mitralklappenhalteapparat strukturell unauffällig. Jedoch kommt es aufgrund der veränderten linksventrikulären Geometrie zu einer Undichtigkeit der Mitralklappe. Eine schwere sekundäre Mitralklappeninsuffizienz ist mit schlechtem klinischen Outcome bei Patienten mit Herzinsuffizienz und reduzierter linksventrikulärer Funktion assoziiert [1-4].

Das linksventrikuläre Remodeling und eine Verschiebung der Papillarmuskel führen zu einem *"Tethering"* der Mitralklappensegel, einer Dilatation und Abflachung des Mitralklappenannulus und verminderten Schließkräften der Mitralklappe [5, 6]. Auch wenn die pathophysiologischen Mechanismen der sekundären Mitralklappeninsuffizienz nicht vollständig verstanden sind, wird angenommen, dass eine Volumenüberlastung eines Ventrikels mit eingeschränkter linksventrikulärer Funktion die diastolische Wandspannung erhöht [7] und weitere Maladaptationsprozesse wie Hochregulierung pro-hypertropher und anti-apoptotischer Signalwege [8] in Gang setzt. Zudem führt die neurohumorale Aktivierung zu einer Dilatation und einem Pumpversagen des Ventrikels [1, 3, 9].

So erhöht eine sekundäre Mitralklappeninsuffizienz die Schwere einer Volumenbelastung und geht mit einer reduzierten Lebensqualität, einer erhöhten Hospitalisierungsrate und einem verkürzten Überleben einher [1, 10].

Abb. 5.1 zeigt die Überlebenskurven von Patienten in Abhängigkeit vom Schweregrad der Mitralklappeninsuffizienz aus einer Studie von Goliasch et al., die sich mit der prognostischen Bedeutung der sekundären Mitralklappeninsuffizienz bei Patienten mit chronischer Herzinsuffizienz beschäftigte [1].

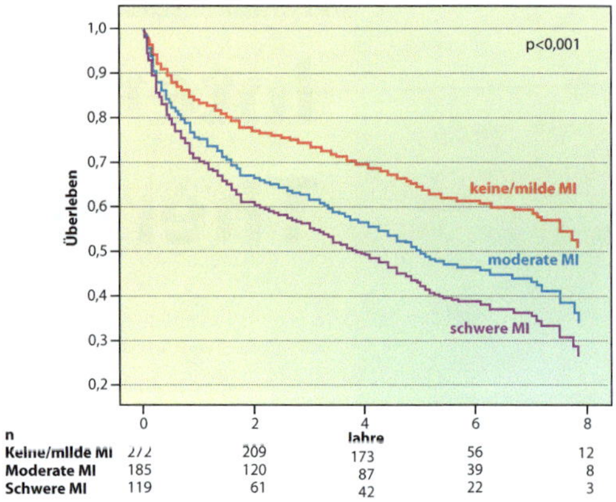

Abb. 5.1: Adjustierte Überlebenskurven der Langzeitmortalität in Abhängigkeit des Schweregrades der Mitralklappeninsuffizienz (p<0,001). MI: Mitralklappeninsuffizienz [1].

In der genannten prospektiven Studie von Goliasch et al. wurden 576 Patienten mit HFrEF eingeschlossen und über einen Zeitraum von 62 Monaten (Median) beobachtet [1]. Es wurde gezeigt, dass eine sekundäre Mitralklappeninsuffizienz trotz leitliniengerechter medikamentöser Therapie einen nachteiligen prognostischen Einfluss hat. Zudem wurde der Zusammenhang zwischen einer steigenden Prävalenz der sekundären Mitralklappeninsuffizienz und der Zunahme der Schwere der Herzinsuffizienz bestätigt. Der prognostische Einfluss der schweren sekundären Mitralklappeninsuffizienz war in einer spezifischen *"intermediate failure"*-Gruppe nachweisbar. Die Ergebnisse ließen jedoch auch darauf schließen, dass nach dem Übergang in einen vollständig ausgeprägten Herzinsuffizienz-Phänotyp die schwere Mitralklappeninsuffizienz nicht mehr von prognostischer Relevanz sein könnte [1].

Die MITRA-FR-Studie *(Percutaneous Repair with the MitraClip Device for Severe Functional/Secondary Mitral Regurgitation)* war eine multizentrische, randomisierte *open-label* kontrollierte Phase

III-Studie, die an Patienten mit hochgradiger Mitralklappeninsuffizienz und HFrEF an 37 Zentren in Frankreich durchgeführt wurde [11]. Die eingeschlossenen Patienten hatten eine sekundäre Mitralklappeninsuffizienz mit einem Regurgitationsvolumen >30 ml oder eine *"effective regurgitant orifice area"* (EROA) >20 mm² in der Echokardiographie. Die linksventrikuläre Funktion lag zwischen 15 und 40 % und die Patienten waren funktionell in der NYHA-Klasse II, III oder IV [11].

Der primäre Endpunkt bestand aus Tod jeglicher Ursache sowie einer ungeplanten Hospitalisierung aufgrund von Herzinsuffizienz innerhalb von 12 Monaten nach Randomisierung. 452 Patienten durchliefen das Screening-Protokoll und schließlich wurden 307 Patienten mit sekundärer Mitralklappeninsuffizienz randomisiert: 152 Patienten erhielten eine perkutane Mitralklappenreparatur zusätzlich zur medikamentösen Therapie und 152 Patienten erhielten die alleinige medikamentöse Therapie [11].

In einer *"intention to treat"*-Analyse trat der kombinierte primäre Endpunkt nach 12 Monaten bei 83 Patienten (54,6 %) in der Interventionsgruppe und bei 78 Patienten (51,3 %) in der Kontrollgruppe auf (Odds Ratio 1,16; 95 % Konfidenzintervall, 0,73-1,84; p=0,53, ☞ Abb. 5.2) [11].

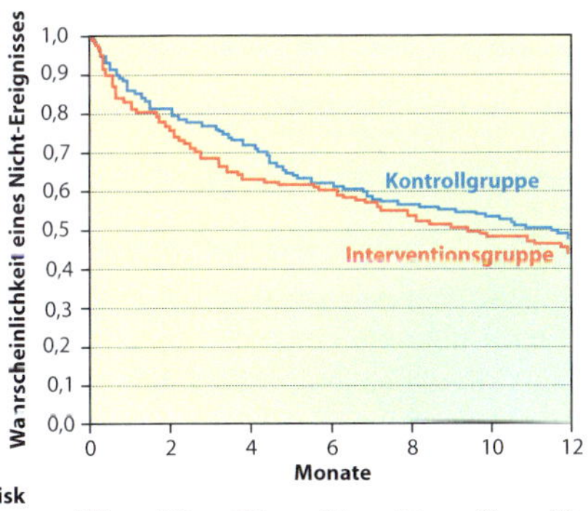

Number at Risk

Kontrollgruppe	152	123	109	94	86	80	73
Interventionsgruppe	151	114	95	91	81	73	67

Abb. 5.2: Kaplan-Meier-Abschätzung eines Überlebens ohne Erreichen des primären Endpunktes [11].

Nach 12 Monaten war es zu 37 Todesfällen (24,3 %) in der Interventionsgruppe und zu 34 Todesfällen (22,4 %) in der Kontrollgruppe gekommen. 74 Patienten (48,7 %) wurden in der Interventionsgruppe ungeplant aufgrund von Herzinsuffizienz hospitalisiert im Vergleich zu 72 Patienten (47,4 %) in der Kontrollgruppe. Die 30-Tages-Mortalität betrug in der Interventionsgruppe 3,3 % (5 Patienten) und lag in der Kontrollgruppe bei 2,6 % (4 Patienten) [11].

Die Ergebnisse der MITRA-FR-Studie zeigten, dass bei Patienten mit schwerer sekundärer Mitralklappeninsuffizienz und eingeschränkter linksventrikulärer Funktion eine perkutane Mitralklappenreparatur zusätzlich zur medikamentösen Therapie den kombinierten Endpunkt aus Tod jeglicher Ursache und ungeplanter Hospitalisierung aufgrund von Herzinsuffizienz nach 12 Monaten im Vergleich zur alleinigen medikamentösen Therapie nicht reduzierte. Die Autoren schlussfolgerten, dass der fehlende Vorteil der perkutanen Mitralklappenreparatur im Hinblick auf den primären Endpunkt darin begründet lag, dass die zugrundeliegende Kardiomyopathie möglicherweise die Hauptursache für die unerwünschten klinischen Ereignisse war [11].

Ebenfalls 2018 wurde die COAPT-Studie *(Cardiovascular Outcomes Assessment of the MitraClip Percutaneous Therapy for Heart Failure Patients with Functional Mitral Regurgitation)*, eine multizentrische, randomisierte, kontrollierte, *Open-label*-Studie veröffentlicht [12]. Die COAPT-Studie wurde an 78 Zentren in den Vereinigten Staaten und Kanada durchgeführt und es wurden 614 Patienten eingeschlossen. Bei den Studienpersonen war eine ischämische oder nicht-ischämische Kardiomyopathie mit einer linksventrikulären Funktion zwischen 20 und 50 % bekannt und die Patienten wiesen eine mittel- bis hochgradige (Grad III) oder hochgradige (Grad IV) symptomatische (NYHA-Klasse II-IVa) sekundäre Mitralklappeninsuffizienz auf. 302 Patienten wurden der Interventionsgruppe zugeordnet und 312 Patienten wurden in die Kontrollgruppe eingeschlossen [12].

Der primäre Effektivitätsendpunkt umfasste alle Hospitalisierungen aufgrund von Herzinsuffizienz innerhalb von 24 Monaten der Follow-up-Periode. Wie in Abb. 5.3 dargestellt, kam es in der Interventionsgruppe innerhalb von 24 Monaten in 160 Fällen zu einer Hospitalisierung aufgrund einer Herzinsuffizienz, wohingegen 283 Patienten der Kontrollgruppe innerhalb dieses Zeitraums aufgrund einer Herzinsuffizienz hospitalisiert wurden.

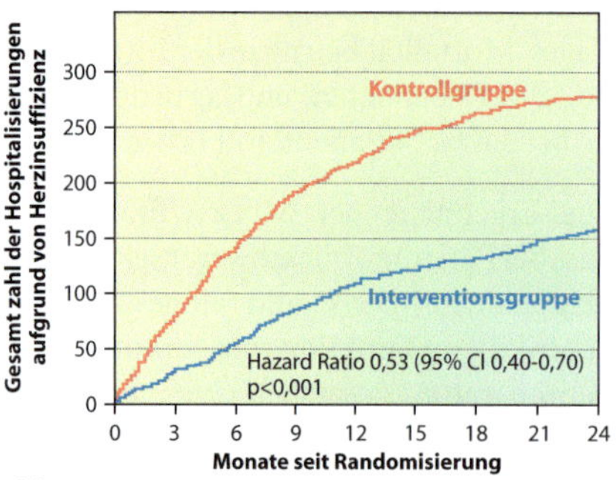

Number at Risk									
Kontrollgruppe	312	294	271	245	219	176	145	121	88
Interventionsgruppe	302	286	269	253	236	191	178	161	124

Abb. 5.3: Kumulative Inzidenz des primären Effektivitätsendpunktes bei Patienten mit perkutaner Mitralklappenreparatur und optimaler medikamentöser Therapie (Interventionsgruppe) und Patienten mit alleiniger optimaler medikamentöser Therapie (Kontrollgruppe) [12].

Bei 29,1 % der Patienten der Interventionsgruppe trat ein Tod jeglicher Ursache auf, wohingegen 46,1 % der Patienten der Kontrollgruppe verstarben (Hazard Ratio 0,62; p<0,001; ☞ Abb. 5.4) [12].

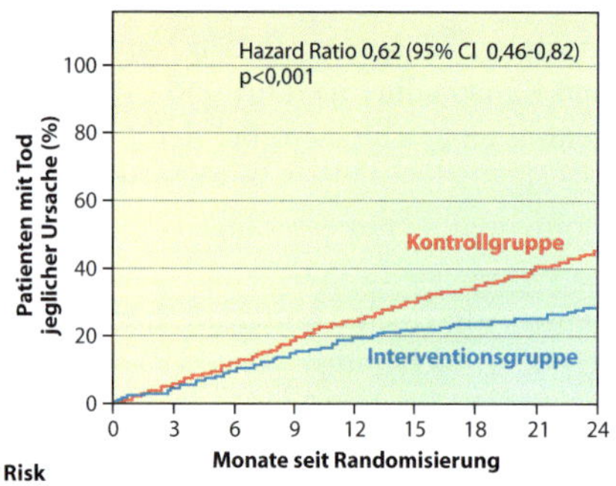

Number at Risk									
Kontrollgruppe	312	294	271	245	219	176	145	121	88
Interventionsgruppe	302	286	269	253	236	191	178	161	124

Abb. 5.4: Tod jeglicher Ursache in der Interventionsgruppe sowie der Kontrollgruppe [12].

In der COAPT-Studie führte die perkutane Mitralklappenreparatur bei Patienten mit mittel- bis hochgradiger und hochgradiger symptomatischer Mitralklappeninsuffizienz zu einer signifikant niedrigeren Rate an Hospitalisierungen aufgrund von Herzinsuffizienz, einer niedrigeren Mortalität sowie einem besseren funktionellen Status innerhalb von 24 Monaten im Vergleich zur Kontrollgruppe [12].

Die unterschiedlichen Ergebnisse der MITRA-FR- und der COAPT-Studie wurden häufig diskutiert. Wesentliche Unterschiede sind die Studiengröße (MITRA-FR n=304 vs. COAPT n=614) sowie die Studiendauer (MITRA-FR 12 Monate vs. COAPT 24 Monate) [11, 12]. Verglichen mit den Patienten der COAPT-Studie wiesen die in die MITRA-FR-Studie eingeschlossenen Patienten eine schwerere Schädigung des linken Ventrikels auf. So waren die linksventrikulären enddiastolischen Volumina in der MITRA-FR-Studie größer im Vergleich zur COAPT-Studie (135 ± 35 ml/m² vs. 101 ± 34 ml/m²) [13]. Auch die Tatsache, dass Patienten mit einer linksventrikulären Dilatation mit einem linksventrikulären endsystolischen Diameter (LVESD) >70 mm in der COAPT-Studie ausgeschlossen worden waren, während es in der MITRA-FR-Studie keine Limitationen bezüglich der LV-Dilatation gab, lässt darauf schließen, dass die Patienten der MITRA-FR-Studie in einem fortgeschritteneren Stadium der LV-Erkrankung waren. Die Einschlusskriterien im Hinblick auf die LV-Funktion (MITRA-FR 15-40 % vs. COAPT 20-50 %) weisen ebenso auf ein schwerer an HFrEF erkranktes Kollektiv der MITRA-FR im Vergleich zur COAPT-Studie hin [13].

Auch in Bezug auf die Schwere der Mitralklappeninsuffizienz gab es Unterschiede zwischen den beiden Studien: so lag die EROA in der MITRA-FR-Studie bei 31 ± 10 mm² während die Patienten der COAPT-Studie ausgeprägtere Mitralklappeninsuffizienzen aufwiesen (EROA COAPT-Studie 41 ± 15 mm²) [13].

In beiden Studien wurden Patienten mit einer leitliniengerechten medikamentösen Therapie der Herzinsuffizienz eingeschlossen. Jedoch waren die Einschlusskriterien diesbezüglich diskrepant. Während in der COAPT-Studie die maximal verträgliche Dosis der Herzinsuffizienzmedikation, eine Behandlung mit einer Resynchronisationstherapie sowie einer Revaskularisierung – falls indiziert – von Nöten war, wurde in der MITRA-FR-Studie eine *"real world"*-Praxis bezüglich der medikamentösen Therapie verfolgt mit mehrfach möglichen Änderungen der Medikation [13].

Abb. 5.5 zeigt einen Algorithmus nach Pibarot et al. zur Entscheidungsfindung, welche Patienten von einer perkutanen Mitralklappenreparatur profitieren:

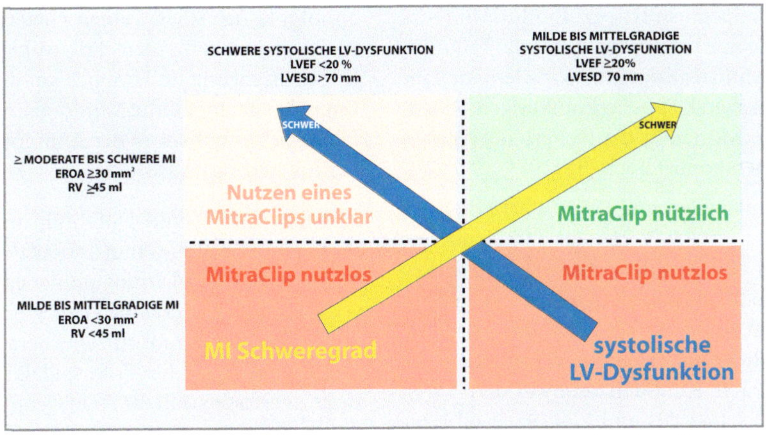

Abb. 5.5: Parameter, die auf einen sinnvollen oder weniger erfolgversprechenden Einsatz der perkutanen Mitralklappenreparatur hinweisen [13]. EROA: *effective regurgitant orifice area*; LVEF: *left ventricular ejection fraction*; LVESD: *left ventricular end-systolic diameter*; MI: Mitralklappeninsuffizienz; RV; Regurgitationsvolumen.

- Patienten mit einer sekundären Mitralklappeninsuffizienz mit einer EROA ≥30 mm² und/oder einem Regurgitationsvolumen >45 ml
- LVEF zwischen 20 und 50 % und einem LVESD <70 mm
- Persistierende Herzinsuffizienzsymptomatik (NYHA ≥II) trotz optimaler medikamentöser Therapie, sowie kardialer Resynchronisationstherapie und koronarer Revaskularisation (falls indiziert) [13].

Die Ergebnisse der MITRA-FR- und COAPT-Studien fanden auch Eingang in die aktuelle ESC-Leitlinie zur Therapie der Herzinsuffizienz mit folgenden Empfehlungen:

- Die perkutane Mitralklappenreparatur mittels *Edge-to-edge*-Verfahren sollte bei Patienten mit sekundärer Mitralklappeninsuffizienz erwogen werden (Klasse IIa), die nicht operabel sind, keine Revaskularisation der Koronarien benötigen, die COAPT-Kriterien erfüllen [14, 15] und die trotz optimaler medikamentöser Therapie symptomatisch sind [16]. Bei Patienten mit dem oben dargestellten Profil mit sekundärer Mitralklappeninsuffizienz, die die COAPT-Kriterien nicht erfüllen, kann eine perkutane Mitralklappenreparatur erwogen werden [16].

Ein besonderes Augenmerk sollte noch auf die Patientengruppe mit HFrEF gelenkt werden, die auf eine Herztransplantation (HTX) wartet. Das internationale MitraBridge Register umfasste 119 Patienten aus 17 Zentren mit mittel- bis hochgradiger oder hochgradiger Mitralklappeninsuffizienz und einer fortgeschrittenen HFrEF (LVEF im Median 26 %) [17]. Interessanterweise konnten 15,5 % der Patienten auf der HTX-Warteliste verbleiben oder dort aufgenommen werden, während 23,5 % aufgrund klinischer Verbesserung keine Indikation mehr zur HTX aufwiesen [17]. Auch wenn durch diese kleine Studie allenfalls eine Hypothesengenerierung möglich ist, sind diese Ergebnisse bemerkenswert, wobei weitere Studien zur perkutanen Mitralklappenreparatur bei Patienten mit fortgeschrittener HFrEF abgewartet werden müssen [17].

Zusammenfassend stellt die perkutane Mitralklappenreparatur eine weitere wichtige Therapieoption bei Patienten mit HFrEF und hochgradiger Mitralklappeninsuffizienz dar, sofern auf eine präzise Diagnostik bezüglich der Mitralklappeninsuffizienz und LV-Funktion sowie die adäquate Selektion der Patienten für das Verfahren geachtet wird.

5.2. Sekundäre Trikuspidalklappeninsuffizienz

Die Trikuspidalklappeninsuffizienz wurde lange Zeit vernachlässigt und als nachrangig im Vergleich zu Erkrankungen des linken Herzens angesehen. Die Bedeutung der Trikuspidalklappeninsuffizienz auf das Überleben ist bisher unklar. Und auch die Inzidenz der Trikuspidalklappeninsuffizienz wurde bisher unterschätzt. Jedoch gibt es inzwischen Daten, dass die Prävalenz der Trikuspidalklappeninsuffizienz der der Aortenklappenstenose entspricht und, dass eine unbehandelte

Trikuspidalklappeninsuffizienz Einfluss auf das Langzeit-Outcome hat. Bisher wurde die Trikuspidalklappeninsuffizienz operativ vor allem im Rahmen von Linksherzklappenerkrankungen behandelt, denn die Mortalität der isolierten Trikuspidalklappenoperation ist hoch [18-20].

Eine Datenbankanalyse von 435.679 Patienten mit Herzinsuffizienz in den Vereinigten Staaten zeigte einen Anstieg des Mortalitätsrisikos bei Patienten mit Trikuspidalklappeninsuffizienz: verglichen mit Patienten ohne Trikuspidalklappeninsuffizienz betrug die adjustierte Hazard Ratio für Mortalität 0,99 (95 % Konfidenzintervall 0,97-1,01), 1,17 (95 % CI 1,14-1,20) und 1,34 (95 % CI 1,28-1,39) für eine leichtgradige, mittelgradige beziehungsweise hochgradige Trikuspidalklappeninsuffizienz [21].

Eine der Ursachen der sekundären Trikuspidalklappeninsuffizienz stellt ein ungünstiges Remodeling des rechten Ventrikels dar, welches den Trikuspidalklappenannulus und die Koaptation der Segel betrifft. Als häufigste Ursache sind Erkrankungen des linken Herzens zu nennen, gefolgt von pulmonaler Hypertonie. Ein Fortschreiten der Trikuspidalklappeninsuffizienz führt zu einer Dilatation des Trikuspidalklappenannulus in die anterolaterale Richtung der freien Wand des rechten Ventrikels. Zudem erhält der Trikuspidalklappenannulus eine mehr planare Form während ein *"Tethering"* der Segel aufgrund der Verschiebung des Papillarmuskels die Koaptation der Segel verschlechtert. Neben dem ungünstigen rechtsventrikulären Remodeling führt auch eine so genannte "atriale" Trikuspidalklappeninsuffizienz aufgrund eines anhaltenden Vorhofflimmerns zu einer primär atrialen Dilatation mit konsekutiver Erweiterung des Trikuspidalklappenannulus [18, 22-24].

Die Entwicklung mehrerer Verfahren zur perkutanen Therapie der Trikuspidalklappeninsuffizienz ermöglicht die Behandlung inoperabler und von Hochrisikopatienten [18].

Mehrere perkutane Devices erhielten bislang ein CE-Zeichen: TriClip (Abbott Vascular, Santa Clara, USA), Pascal (Edwards Lifesciences, Irvine, USA), Cardioband (Edwards Lifesciences, Irvine, USA) sowie TricValve (P&F Products Features GmbH, Germany) [18].

Das Feld der perkutanen Trikuspidalklappenreparatur umfasst die *"edge-to-edge repair"* (TEER), die Annuloplastie sowie einen heterotopen oder orthotopen Ersatz der Trikuspidalklappe. Die größte Erfahrung im Hinblick auf die perkutanen Trikuspidalklappeninterventionen weisen die TEER-Verfahren sowie die Annuloplastie mittels Cardioband auf [18].

Für die Planung und Durchführung der TEER-Verfahren sind die transthorakale und transösophageale Echokardiographie essentiell. Präprozedural ist es wesentlich den Mechanismus der Trikuspidalklappeninsuffizienz herauszuarbeiten, den Schweregrad der Trikuspidalklappeninsuffizienz zu erfassen und die rechtsventrikuläre Funktion einzuschätzen [25]. Periprozedural sind vor allem die transgastrale Darstellung aber auch der transösophageale rechtsventrikuläre Einfluss-/Ausflussblick für die TEER-Verfahren von Bedeutung. Besonders bei Annuloplastie- und Trikuspidalklappenersatzverfahren ist neben der Echokardiographie die kardiale Computertomographie für die Prozedurplanung von großer Bedeutung [18].

Auch die Rechtsherzkatheteruntersuchung spielt vor einer geplanten perkutanen Trikuspidalklappenintervention eine wichtige Rolle, um den mittleren pulmonalarteriellen Druck (mPAP), den pulmonalvaskulären Widerstand (PVR) und das *"ventriculo-arterial coupling"* zu bestimmen [26]. Denn der transpulmonale Gradient, der *"Wedge"*-Druck sowie der pulmonalvaskuläre Widerstand sind wichtige Prädiktoren im Hinblick auf das Überleben nach TEER, da die Gruppe der Patienten mit präkapillärer pulmonaler Hypertonie die schlechtesten Überlebensdaten aufwies [27].

Im Gegensatz zur perkutanen Mitralklappenreparatur fehlen im Feld der interventionellen Trikuspidalklappenreparatur bislang große prospektive randomisierte Studien.

Das TriValve Register untersuchte die *"transcatheter tricuspid valve therapies"* (TTVI) im Vergleich zur medikamentösen Therapie bei Patienten mit hochgradiger Trikuspidalklappeninsuffizienz. 472 Patienten erhielten eine TTVI und wurden mit einer Kontrollgruppe aus 2 retrospektiven Registern verglichen. Nach einem *"propensity score matching"* wurden 268 Patientenpaare identifiziert. Verglichen mit der Kontrollgruppe hatten TTVI-Patienten eine niedrigere 1-Jahres-Mortalität (23 ± 3 %, vs. 36 ± 3 %; p=0,001) und eine niedrigere

Rehospitalisierungsrate (26 ± 3 % vs. 47 ± 3 %; p<0,0001) [28].

Die TRILUMINATE-Studie (n=85) ist eine prospektive, multizentrische, Single arm-Studie, die die Sicherheit und Effekte des TEER-Verfahrens mittels TriClip untersuchte. Nach einem Jahr wurde die Trikuspidalklappeninsuffizienz bei 71 % der Patienten auf einen mittelgradigen Schweregrad oder weniger reduziert im Vergleich zu 8 % bei Studienbeginn (p<0,0001). Die Patienten zeigten signifikante klinische Verbesserungen und ein reverses Remodeling des rechten Ventrikels wurde beobachtet [29].

Im Rahmen der TRI-REPAIR-Studie wurden 30 Patienten in eine single-arm, multizentrische, prospektive Studie eingeschlossen und erhielten eine Annuloplastie mittels Cardioband. Nach zwei Jahren gab es acht Todesfälle. 72 % der Patienten wiesen einen mittelgradigen Schweregrad der Trikuspidalklappeninsuffizienz oder weniger auf (p= 0,016) und die klinischen sowie funktionellen Parameter verbesserten sich im Vergleich zum Studieneinschluss [30].

Die CLASP II-Studie (NCT04097145) ist eine laufende Studie, die 825 Patienten mit hochgradiger Trikuspidalklappeninsuffizienz für eine perkutane Trikuspidalklappenreparatur mittels Pascal oder eine medikamentöse Therapie randomisiert [18].

Wie für die Mitralklappeninsuffizienz ist auch bei der Trikuspidalklappeninsuffizienz der Zeitpunkt einer Intervention essentiell [18]. Aktuell befinden sich die meisten TTVI-Patienten bereits in einem fortgeschrittenen Krankheitsstadium [31]. Wenn eine schwere rechtsventrikuläre Dilatation oder Dysfunktion erreicht ist, ist die operative Mortalität hoch und eine Operation sollte vermieden werden [32].

Bisher gibt es noch offene Fragen im Hinblick auf den Zeitpunkt und die Selektion der Patienten für eine perkutane Trikuspidalklappenreparatur [18]. Die bisherigen Ergebnisse der TTVI-Studien sind durchaus vielversprechend, jedoch fehlen große randomisierte Studien mit Outcome-Daten.

5.3. Literatur

1. Goliasch G et al. Refining the prognostic impact of functional mitral regurgitation in chronic heart failure. Eur Heart J 2018;39(1):39-46.

2. Grigioni F et al. Ischemic mitral regurgitation: long-term outcome and prognostic implications with quantitative Doppler assessment. Circulation 2001;103(13): 1759-64.

3. Rossi A et al. Independent prognostic value of functional mitral regurgitation in patients with heart failure. A quantitative analysis of 1256 patients with ischaemic and non-ischaemic dilated cardiomyopathy. Heart 2011; 97(20):1675-80.

4. Trichon BH et al. Relation of frequency and severity of mitral regurgitation to survival among patients with left ventricular systolic dysfunction and heart failure. Am J Cardiol 2003;91(5):538-43.

5. Joint Task Force on the Management of Valvular Heart Disease of the European Society of Cardiology (ESC), Guidelines on the management of valvular heart disease (version 2012). Eur Heart J 2012;33(19):2451-96.

6. Ponikowski P et al. 2016 ESC Guidelines for the diagnosis and treatment of acute and chronic heart failure: The Task Force for the diagnosis and treatment of acute and chronic heart failure of the European Society of Cardiology (ESC)Developed with the special contribution of the Heart Failure Association (HFA) of the ESC. Eur Heart J 2016;37(27):2129-2200.

7. Nishimura RA et al. Mitral valve disease—current management and future challenges. Lancet 2016;387 (10025):1324-34.

8. Beaudoin J et al. Late repair of ischemic mitral regurgitation does not prevent left ventricular remodeling: importance of timing for beneficial repair. Circulation 2013;128(11 Suppl 1):S248-52.

9. Beeri R et al. Mitral regurgitation augments post-myocardial infarction remodeling failure of hypertrophic compensation. J Am Coll Cardiol 2008;51(4):476-86.

10. Sannino A et al. Survival and cardiovascular outcomes of patients with secondary mitral regurgitation: A systematic review and meta-analysis. JAMA Cardiol 2017;2(10):1130-1139.

11. Obadia JF et al. Percutaneous repair or medical treatment for secondary mitral regurgitation. N Engl J Med 2018;379(24):2297-2306.

12. Stone GW et al. Transcatheter mitral-valve repair in patients with heart failure. N Engl J Med 2018;379(24): 2307-2318.

13. Pibarot P, V Delgado, JJ Bax. MITRA-FR vs. COAPT: lessons from two trials with diametrically opposed re-

sults. Eur Heart J Cardiovasc Imaging 2019;20(6):620-624.

14. Coats AJS et al. The management of secondary mitral regurgitation in patients with heart failure: a joint position statement from the Heart Failure Association (HFA), European Association of Cardiovascular Imaging (EACVI), European Heart Rhythm Association (EHRA), and European Association of Percutaneous Cardiovascular Interventions (EAPCI) of the ESC. Eur Heart J 2021.

15. Adamo M et al. COAPT-like profile predicts long-term outcomes in patients with secondary mitral regurgitation undergoing MitraClip implantation. JACC Cardiovasc Interv 2021;14(1):15-25.

16. McDonagh TA et al. 2021 ESC Guidelines for the diagnosis and treatment of acute and chronic heart failure. Eur Heart J 2021;42(36):3599-3726.

17. Godino C et al. MitraClip in secondary mitral regurgitation as a bridge to heart transplantation: 1-year outcomes from the International MitraBridge Registry. J Heart Lung Transplant 2020;39(12):1353-1362.

18. Russo G et al. Challenges and future perspectives of transcatheter tricuspid valve interventions: adopt old strategies or adapt to new opportunities? Eur J Heart Fail 2022;24(3):442-454.

19. Zack CJ et al. National trends and outcomes in isolated tricuspid valve surgery. J Am Coll Cardiol 2017;70(24):2953-2960.

20. Alqahtani F et al. Contemporary trends in the use and outcomes of surgical treatment of tricuspid regurgitation. J Am Heart Assoc 2017;6(12).

21. Messika-Zeitoun D et al. Impact of tricuspid regurgitation on survival in patients with heart failure: a large electronic health record patient-level database analysis. Eur J Heart Fail 2020;22(10):1803-1813.

22. Muraru D, G Parati, LP Badano. The tale of functional tricuspid regurgitation: when atrial fibrillation is the villain. Eur Heart J Cardiovasc Imaging 2020;21(10):1079-1081.

23. Muraru D et al. Functional regurgitation of atrioventricular valves and atrial fibrillation: an elusive pathophysiological link deserving further attention. J Am Soc Echocardiogr 2020;33(1):42-53.

24. Guta AC et al. The pathophysiological link between right atrial remodeling and functional tricuspid regurgitation in patients with atrial fibrillation: A three-dimensional echocardiography study. J Am Soc Echocardiogr 2021;34(6):585-594 e1.

25. Muraru D et al. 3-Dimensional echocardiography in imaging the tricuspid valve. JACC Cardiovasc Imaging 2019;12(3):500-515.

26. D'Alto M, R Naeije. Transcatheter tricuspid valve repair in patients with pulmonary hypertension. Eur Heart J 2020;41(29):2811-2812.

27. Stocker TJ et al. Cardiopulmonary hemodynamic profile predicts mortality after transcatheter tricuspid valve repair in chronic heart failure. JACC Cardiovasc Interv 2021;14(1):29-38.

28. Taramasso M et al. Transcatheter versus medical treatment of patients with symptomatic severe tricuspid regurgitation. J Am Coll Cardiol 2019;74(24):2998-3008.

29. Lurz P et al. Transcatheter edge-to-edge repair for treatment of tricuspid regurgitation. J Am Coll Cardiol 2021;77(3):229-239.

30. Nickenig G et al. Tricuspid valve repair with the Cardioband system: two-year outcomes of the multicentre, prospective TRI-REPAIR study. EuroIntervention 2021; 16(15):e1264-e1271.

31. Taramasso M et al. The International Multicenter TriValve Registry: Which patients are undergoing transcatheter tricuspid repair? JACC Cardiovasc Interv 2017; 10(19):1982-1990.

32. Van Aelst LN, J Celutkiene, A Mebazaa. Advanced heart failure: look right to prognosticate right! Eur J Heart Fail 2016;18(5):573-5.

Aktuelle klinische Studien und Ausblick auf neue Therapiekonzepte

6. Aktuelle klinische Studien und Ausblick auf neue Therapiekonzepte

Aufgrund der hohen epidemiologischen Bedeutung der HFrEF und deren trotz moderner Behandlungsoptionen weiterhin eingeschränkten Prognose stellt die Therapie der Herzinsuffizienz ein Schwerpunkt der klinischen Forschung in der Kardiologie dar. Neben der herausragenden Bedeutung klinischer Studien für die evidenzbasierte Medizin ergeben sich für die teilnehmenden Patienten auch individuelle Vorteile, indem ihnen der Zugang zu neuartigen und potentiell hocheffektiven Therapieoptionen gewährt wird. Daher sollte insbesondere bei der stationären Behandlung in Universitätskliniken aber auch in Hochschulambulanzen großzügig die Möglichkeit eines Einschlusses in eine Studie geprüft und Patienten zur Teilnahme motiviert werden. Ein therapierefraktärer Krankheitsverlauf sowie die Aufgeschlossenheit des Patienten gegenüber wissenschaftlicher Medizin können auch Gründe für die Primärbehandelnden in Arztpraxen und Versorgungskrankenhäusern darstellen, Patienten zur Evaluation einer Studienteilnahme an ein Hochschulzentrum zu überweisen.

Im Folgenden soll ein Überblick über die wichtigsten laufenden klinischen Studien und aktuelle Trends in der Behandlung der HFrEF gegeben werden. Für weiterführende Informationen kann neben der Kontaktaufnahme mit Studienzentren zur Eigenrecherche die Datenbank *ClinicalTrials.gov* der US-amerikanischen *National Institutes of Health* (Onlinezugriff über www.clinicaltrials.gov) empfohlen werden, welche auch eine gezielte thematische Suche nach aktuellen Forschungsprojekten erlaubt.

6.1. SGLT2-Hemmer

Subanalysen von DAPA-HF zeigten, dass der deutliche Effekt von Dapagliflozin auf die kardiovaskuläre Mortalität und Morbidität in der HFrEF bereits vier Wochen nach Therapiebeginn eintritt und in Patienten mit kürzlicher Dekompensation besonders ausgeprägt ist [1]. Die EMPEROR-Reduced-Studie ermittelte ähnliche Daten für Empagliflozin: Ein statistisch signifikanter Unterschied zeigte sich 12 Tage nach der Randomisierung. Die statistische Signifikanz wurde ab Tag 34 aufrechterhalten [2]. Aus klinischer Sicht erscheint es daher naheliegend, dass aufgrund von HFrEF hospitalisierte Patienten von einer raschen Therapieeinleitung profitieren. Über die Sicherheit und Effektivität der SGLT2-Inhibitoren während oder kurz nach einer **akuten Dekompensation** liegen jedoch keine Daten aus den Zulassungsstudien vor, da diese Patienten ausgeschlossen waren. Die randomisierte Studie DAPA ACT (NCT04363697) der TIMI-Studiengruppe untersucht daher den Einsatz von Dapagliflozin bei Patienten mit akuter Herzinsuffizienz. Hämodynamisch stabile Patienten erhalten frühestens 24 Stunden nach Krankenhausaufnahme Dapagliflozin und werden über zwei Monate nachverfolgt. Als primärer Endpunkt wurde Tod kardiovaskulärer Ursache und Verschlechterung der Herzinsuffizienz definiert, der Studienabschluss ist für 2023 geplant. Für das Alternativpräparat Empagliflozin wurden kürzlich die Ergebnisse der ähnlich konzipierten EMPULSE-Studie publiziert: Patienten mit frühzeitiger Einnahme des SGLT2-Inhibitors (im Median 3 Tage nach Krankenhausaufnahme) zeigten eine siginifikante Reduktion des Endpunktes Mortalität oder erneute Dekompensation [3].

Die mechanistischen Hintergründe der ausgeprägten kardioprotektiven Wirkung der SGLT2-Inhibitoren und deren Unabhängigkeit vom Vorliegen eines Diabetes mellitus sind nicht abschließend geklärt. Als mitursächlich wird der **diuretische Effekt** diskutiert, welcher durch eine Erhöhung der Urinosmolalität in Folge der reduzierten Glucoserückresorption auftritt [4]. DAPA-RESIST (NCT04860011) überprüft die Hypothese, dass SGLT2-Inhibitoren analog zu Thiaziddiuretika die diuretische Wirkung chronisch eingenommener Schleifendiuretika potenzieren und dadurch eine sinnvolle Alternative zur sequentiellen Nephronblockade darstellen. In einem randomisierten Design werden Patienten mit HFrEF und Schleifendiuretika-refraktärer Hypervolämie mit Dapagliflozin oder dem Thiaziddiuretikum Metolazon behandelt. Primärer Endpunkt ist die erzielte Diurese, der Abschluss der Datenerhebung wird bereits für 2022 erwartet.

6.2. Neuroendokrine Modulation

Der gut belegte Einsatz der Aldosteronantagonisten Spironolacton und Eplerenon zur Therapie der HFrEF wird in der klinischen Praxis häufig durch eine darunter auftretende **Hyperkaliämie** limitiert. Letztere wird durch die häufig als Komorbidität bestehende chronische Niereninsuffizienz und die Einnahme der ebenfalls indizierten RAAS-Inhibition mittels ACE-Hemmer oder AT1-Antagonisten nochmals begünstigt. Ein vorgeschlagenes Konzept stellt die vorbeugende zusätzliche Einnahme einer kaliumsenkenden Medikation dar, um eine hochdosierte Therapie mit Aldosteronantagonisten zu ermöglichen. REALIZE-K (NCT04676646) untersucht als randomisierte kontrollierte Studie die Effektivität des Kaliumsenkers Natrium-Zirconium-Cyclosilicat in der Erhaltung einer Normokaliämie unter Komedikation mit Spironolacton. Einem auf den konkreten klinischen Vorteil bezogenen Ansatz widmet sich die RELIEHF-Studie (NCT04142788): Die hochdosierte Einnahme von Spironolacton (bis 200 mg/die) unter Komedikation mit dem Kaliumsenker Patiromer wird mit Spironolacton in Standarddosis hinsichtlich der Wirksamkeit in der Behandlung von klinischen Stauungszeichen verglichen. Innovativer erscheint die Entwicklung von **selektiven Modulatoren des Mineralocorticoidrezeptors**, um die organprotektive Wirkung der Aldosteronantagonisten vom Einfluss auf die Kaliumhomöostase zu trennen. Als vielversprechender Kandidat ist hier der Wirkstoff AZD9977 zu nennen, welcher bereits erfolgreich in einer Phase I-Studie untersucht wurde [5]. Effektivität, Sicherheit und Dosis von AZD9977 in Kombination mit dem SGLT2-Inhibitor Dapagliflozin wird nun in der Phase IIb-Studie MIRACLE an Patienten mit HFrEF und Niereninsuffizienz erprobt.

Der Neprilysin-Inhibitor Sacubitril stellt in Kombination mit dem AT1-Antagonisten Valsartan ein mittlerweile häufig eingesetztes Präparat zur Therapie der HFrEF dar. Dem durch Sacubitril gehemmten Enzym Neprilysin wird extrakardial eine wichtige Rolle im Abbau von β-Amyloid-Peptiden zugeschrieben, deren vermehrte Ablagerung im Großhirn ein organisches Korrelat der Alzheimer-Demenz darstellt. Obwohl sich in der Zulassungsstudie PARADIGM-HF keine Hinweise auf neurologische Nebenwirkungen ergaben, werden neurodegenerative Veränderungen als mögliche Langzeitfolge einer Neprilysin-Inhibition diskutiert [6]. Diese Fragestellung wird durch die randomisierte Studie PERSPECTIVE (NCT02884206) adressiert, welche an geplant knapp 600 Patienten mit chronischer Herzinsuffizienz die kognitive Funktion unter einer Therapie mit Sacubitril/Valsartan über eine Nachverfolgungsdauer von drei Jahren untersuchen wird. Der Abschluss dieser für das Sicherheitsprofil von Sacubitril durchaus relevanten Datenerhebung wird noch für 2022 erwartet.

6.3. Diuretika

Zur Behandlung der dekompensierten Herzinsuffizienz als auch zur Erhaltung einer Euvolämie sind **Schleifendiuretika** unverzichtbar. Als orale Dauermedikation werden überwiegend die Wirkstoffe Furosemid und Torasemid eingesetzt. Wenngleich sich in Metaanalysen leichte Vorteile für Torasemid gegenüber Furosemid zeigen [7], existieren bisher keine hochwertigen Studien zu einem direkten Vergleich der beiden Präparate. Der Klärung dieses durchaus klinisch relevanten Sachverhalts widmet sich die prospektive randomisierte Studie TRANSFORM-HF (NCT04702958), welche beide Wirkstoffe hinsichtlich des Endpunkts Mortalität in 2.859 Patienten mit HFrEF untersucht. Der Abschluss der Datenerhebung ist für 2022 zu erwarten.

6.4. Inotropika

Herzglykoside werden seit über zwei Jahrhunderten aufgrund ihres auch positiv inotropen Effekts zur Behandlung der Herzinsuffizienz eingesetzt. In der größten randomisierten Studie zu Digoxin (DIG-Studie) konnte zwar eine Reduktion der Hospitalisationsrate demonstriert werden, die Mortalität blieb jedoch unbeeinflusst [8]. Aufgrund der zahlreichen therapeutischen Alternativen mit nachgewiesenem prognostischem Effekt ist der Einsatz von Herzglykosiden in der HFrEF daher mit Ausnahme der Frequenzkontrolle von Vorhofflimmern in den Hintergrund getreten. Zwei randomisierte kontrollierte klinische Studien versuchen, den Stellenwert der Herzglykoside in der modernen Herzinsuffizienztherapie neu zu definieren. Da sich in einer *Post-hoc*-Analyse der DIG-Studie eine Mortalitätsreduktion bei Patienten mit niedrigem Digoxinspiegel zeigte, wird in DECISION (NCT03783429) der Einsatz von Digoxin unter strenger Einstellung einer Plasmakonzentration von 0,5-0,9 ng/ml in Patienten mit LVEF <50 % mit Endpunkt Mortalität und Hospitalisation untersucht. Das Alternativpräparat Digitoxin weist eine günstigere Pharmakokinetik bei Niereninsuffizienz und hohem Patientenalter auf [9], wurde jedoch bisher noch nicht in großen klinischen Studien evaluiert. Diese Lücke soll durch die multizentrische DIGIT-HF-Studie (EudraCT-Nr. 2013-005326) geschlossen werden, welche den Effekt von Digitoxin auf die Mortalität von 2.190 Patienten mit HFrEF überprüft [10].

APD418 ist ein in Entwicklung befindlicher neuartiger Wirkstoff und erster Vertreter der β_3-Adrenorezeptor-Antagonisten. Während die Rolle von kardialen β_1- und β_2-Adrenorezeptoren in der Pathophysiologie der Herzinsuffizienz gut erforscht und therapeutisch genutzt wird, scheint die Funktion von β_3-Adrenorezeptoren vielschichtig zu sein und sowohl aktivierende als auch inhibitorische Effekte zu umfassen [11]. Die pharmakologische Stimulation von β_3-Rezeptoren in der Herzinsuffizienz zeigte in einer randomisierten Untersuchung keinen eindeutigen klinischen Nutzen [12]. Hingegen konnte in präklinischen Untersuchungen an Tiermodellen mit Herzinsuffizienz eine akute positiv inotrope Wirkung nach intravenöser Applikation des β_3-Antagonisten APD418 demonstriert werden [13]. Dementsprechend wird derzeit in einer Phase II-Studie (NCT 05139615) Effektivität, Dosierung und Sicherheit des Präparats erprobt. Mittels Rechtsherzkatheteruntersuchung sollen die hämodynamischen Auswirkungen einer einmaligen Infusion von APD418 bei Patienten mit HFrEF placebokontrolliert untersucht werden. Geplant ist der Einschluss von 80 Probanden, der Abschluss der Datenerhebung ist für 2023 zu erwarten.

Das der Familie der epidermalen Wachstumsfaktoren zugehörige **Neuregulin-1** ist über eine parakrine Wirkung an ErbB-Rezeptoren maßgeblich an der Embryonalentwicklung kardialer Strukturen beteiligt. Die jüngere Forschung zeigte zusätzlich, dass das im Endothel der myokardialen Mikrovaskulatur synthetisierte Protein auch zahlreiche Effekte auf adultes Myokard entfaltet [14]. In vitro verbessert Neuregulin-1 Vitalität, myofibrilläre Struktur und elektromechanische Kopplung in Kardiomyozyten. In einer Phase II-Studie an 15 Patienten mit HFrEF vermittelte die parenterale Substitution von rekombinanten Neuregulin-1 sowohl akut einsetzende positive hämodynamische Effekte als auch eine anhaltende Besserung der systolischen Funktion [15]. In einer placebokontrollierten Phase III-Studie (NCT03388593) wird seit 2018 die Effektivität und Sicherheit einer wöchentlichen i.v. Applikation von Neuregulin bei HFrEF mit Endpunkt Gesamtmortalität überprüft. Geplant ist der Einschluss von 1.600 Patienten, der Abschluss der Studie ist 2023 zu erwarten.

Der Calcium-Sensitizer **Levosimendan** wird in der Intensivmedizin häufig als Reserveoption zur Therapie des kardiogenen Schocks eingesetzt, obwohl dessen Überlegenheit gegenüber einer konventionellen Katecholamintherapie bisher nicht ausreichend belegt ist [16]. Hochwertige Daten sind von der multizentrischen Studie LevoHeartShock (NCT04020263) zu erwarten, welche den Einfluss von Levosimendan auf Tod und Häufigkeit von Organersatzverfahren bei Patienten mit kardiogenem Schock untersucht. Bis 2024 sollen in die placebokontrollierte Untersuchung 610 Probanden eingeschlossen werden. Für die repetitive Anwendung von Levosimendan bei stabilen Patienten mit fortgeschrittener HFrEF ergaben sich in kleinen Studien positive Effekte auf Surrogatparameter der Herzinsuffizienz und Rehospitalisationsrate. In Metaanalysen zeigten sich zudem positive Signale für eine Mortalitätsreduktion [17]. Die derzeit noch nicht rekrutierende Studie *LEIA-HF* (NCT 04705337) untersucht placebokontrolliert den Effekt einer vierwöchentlichen Verabreichung von Levosimendan bei Patienten mit LVEF <35% mit Endpunkt Hospitalisation und Tod. Geplant ist der Einschluss von 350 Probanden. Die ähnlich konzipierte und 2018 initiierte randomisierte Studie LeoDOR (NCT03437226) wurde vor Erreichen der angestrebten Probandenzahl beendet, publizierte Ergebnisse stehen noch aus.

6.5. Vasodilatatoren

Der orale sGC-Agonist **Vericiguat** konnte in einer großen Zulassungsstudie bei Patienten mit HFrEF und kürzlicher kardialer Dekompensation die Häufigkeit von Hospitalisationen aufgrund Herzinsuffizienz oder kardiovaskulären Todesfällen reduzieren [18]. Zur Überprüfung der Effektivität bei stabiler HFrEF ohne rezente Dekompensation wurde 2021 die randomisierte Studie VICTOR (NCT05093933), ebenfalls mit Endpunkt Hospitalisation oder Mortalität, initiiert. Die Motivation hinter dem Forschungsvorhaben scheint der Versuch einer Ausweitung der aktuell noch begrenzten Zulassungsindikation zu sein. Dennoch werden die Ergebnisse Aufschluss darüber geben, ob die bisher mäßig ausgeprägten Effekte von Vericiguat in einem stabileren Patientenkollektiv reproduziert werden können und damit einen breiteren Einsatz in der Therapie der HFrEF rechtfertigen.

6.6. Eisensubstitution

Während die orale Substitution des in der HFrEF sehr häufig vorkommenden Eisenmangels ineffektiv zu sein scheint, verbessert die **intravenöse Eisengabe** Symptomatik und funktionelle Kapazität. In Metaanalysen zeigte sich zusätzlich ein positiver Einfluß auf die Hospitalisationsrate [19], wenngleich die aktuell noch begrenzte Datenlage keine zuverlässige Einschätzung der Effektivität der Eisensubstitution auf die Reduktion harter Endpunkte erlaubt. Folglich wurden bereits vor einigen Jahren mehrere randomisierte kontrollierte Studien mit Mortalitätsendpunkten und jeweils über 1.000 Patienten auf den Weg gebracht, deren Ergebnisse kurz- bis mittelfristig zu erwarten sind. Neben Studien zum Einsatz von Eisencarboxymaltose (FAIR-HF2, NCT03036462; HEART-FID, NCT03037931) wird auch das Präparat Eisenderisomaltose (IRONMAN, NCT02642562) in Patienten mit stabiler HFrEF untersucht. Als Endpunkte wurden Hospitalisation aufgrund Herzinsuffizienz sowie Mortalität definiert. Da derzeit der noch limitierten Evidenz die sehr hohen Kosten einer intravenösen Eisengabe gegenüberstehen, sind aus den Resultaten der laufenden Studien konkrete Auswirkungen auf die klinische Behandlung zu erwarten.

6.7. Interventionelle Verfahren und Gerätetherapie

Seit der klinischen Einführung hat sich das Einsatzgebiet der **perkutanen Mitralklappenreparatur** von einem Reserveverfahren für inoperable Patienten zu einer Standardtherapie für die sekundäre Mitralklappeninsuffizienz in der HFrEF gewandelt. Die bis dato publizierten randomisiert-kontrollierten Studien zum prognostischen Nutzen der Prozedur erbrachten jedoch widersprüchliche und schwer vereinbare Ergebnisse: Während sich in der COAPT-Studie ein deutlicher Überlebensvorteil für die perkutane Mitralklappenreparatur gegenüber einer rein medikamentösen Therapie herausbildete, war in der ähnlich aufgesetzten MITRA-FR-Studie kein klinischer Nutzen zu beobachten [20, 21]. Insofern steht eine eindeutige Bewertung des prognostischen Einflusses der perkutanen Mitralklappenreparatur noch aus, welche möglicherweise von den Ergebnissen einer dritten Studie erwartet werden kann: *RESHAPE-HF2* (NCT02444338) untersucht den Einsatz der Mitralklappenreparatur mittels des MitraClip-Systems bei Patienten mit HFrEF und hochgradiger sekundärer Mitralklappeninsuffizienz gegenüber einer konservativen Therapie mit Endpunkt Hospitalisation oder kardiovaskulärer Tod. Geplant ist der Einschluss von 650 Patienten, Ergebnisse sind 2024 zu erwarten.

Die koronare Herzkrankheit ist die häufigste Ursache einer HFrEF. Aus pathophysiologischer Sicht erscheint es naheliegend, dass die **Revaskularisation von vitalem Myokard** über eine Verbesserung der Kontraktilität das Krankheitsbild positiv beeinflusst. In der Tat konnte in der STICHES-Studie gezeigt werden, dass eine chirurgische Myokardrevaskularisation langfristig die Prognose von Patienten mit einer LVEF <35 % verbessert [22]. Vergleichbare Daten liegen für die Revaskularisation mittels perkutaner Koronarintervention bisher nicht vor, wenngleich letztere in der klinischen Praxis aufgrund des hohen perioperativen Risikos der betroffenen Patienten häufig durchgeführt wird. Diese relevante Lücke in der Evidenz soll durch die randomisiert-kontrollierte Studie REVIVED-BCIS2 (NCT01920048) geschlossen werden, welche die interventionelle Revaskularisation mit einer optimalen medikamentösen Therapie hinsichtlich eines Endpunktes aus Mortalität und Hospitalisation untersucht. Geplant ist der Einschluss von 700 Patienten mit LVEF <35% und vorhandenem Vitalitätsnachweis. Die Rekrutierung ist bereits abgeschlossen, mit Ergebnissen dieser wichtigen Studie ist auf dem ESC-Kongress in Barcelona 2022 zu rechnen.

Patienten mit HFrEF, LVEF <35 % und komplettem Linksschenkelblock qualifizieren sich potenziell sowohl für eine **kardiale Resynchronisationstherapie** als auch eine primärprophylaktische

ICD-Therapie. Dementsprechend ist die Implantation von Systemen mit beiden Funktionen möglich (CRT-D), alternativ können jedoch auch Aggregate zur alleinigen Resynchronisationstherapie eingesetzt werden (CRT-P). Ob die Versorgung mit einem CRT-D gegenüber einem CRT-P prognostische Vorteile bietet, kann mangels randomisierter Untersuchungen bis dato nicht zuverlässig beantwortet werden. Unbestritten ist jedoch, dass der Einsatz eines Aggregates mit Defibrillatorfunktion mit einem höheren Risiko für Komplikationen bei der Implantation und Sondendefekte sowie der Gefahr von inadäquaten Therapieabgaben einhergeht [23]. Hypothese der randomisiert-kontrollierten Studie RESET-CRT (NCT03494933) ist daher die Nichtunterlegenheit eines CRT-P gegenüber einem CRT-D hinsichtlich der Gesamtmortalität. Einschlusskriterium ist eine LVEF <35% ischämischer oder nichtischämischer Genese mit Indikation zur Resynchronisationstherapie, als Stichprobengröße sind 1.365 Patienten geplant. Die derzeit weiterhin aktiv rekrutierende Studie soll 2024 abgeschlossen werden.

6.8. Regenerative Medizin

Bisherige Therapien der HFrEF entfalten ihre Wirkung über eine positive Modulation des nach einer Myokardschädigung einsetzenden strukturellen, elektrophysiologischen und molekularen Remodelings. Einen anderen Ansatz verfolgt das Konzept der regenerativen Medizin, welches eine Wiederherstellung der Funktionalität und Struktur von untergegangenem Gewebe verfolgt. Von hoher Bedeutung für die Entwicklung von regenerativen Therapien für die Herzinsuffizienz war der Bruch mit dem alten Dogma vom "postmitotischen Herzen": Tatsächlich findet auch in adultem Myokard regelhaft eine Proliferation von Kardiomyozyten statt [24]. Weiter beflügelt wurde die Entwicklung auf diesem Feld durch die in den letzten zwei Jahrzehnten erzielten Fortschritte in molekularbiologischen Techniken zur Reprogrammierung und Differenzierung von Stammzellen. Bisherige Therapieansätze fokussierten sich auf die intravenöse oder intramyokardiale Applikation von allogenen oder autogenen mesenchymalen Stammzellen. In präklinischen Studien an verschiedenen Tiermodellen konnten wiederholt positive Effekte auf die myokardiale Kontraktilität und das Remodeling nachgewiesen werden, was die prinzipielle Machbarkeit des Konzepts unterstreicht [25]. Die Effektivität des Verfahrens scheint jedoch weniger auf einer tatsächlichen Integration der Stammzellen in den myokardialen Zellverband zu basieren, sondern vielmehr auf eine parakrine Stimulation über verschiedenste Gewebswachstumsfaktoren.

Angesichts der vielversprechenden Ergebnisse aus der präklinischen Forschung besteht eine rege Bemühung, die Effektivität von regenerativen Verfahren in klinischen Studien zu überprüfen. In bisherigen Untersuchungen bestätigte sich zwar das sehr gute Sicherheitsprofil der Stammzelltherapie, jedoch konnte anhand klinischer Endpunkte kein Vorteil nachgewiesen werden [26]. Auch die randomisiert-kontrollierte Phase III-Studie DREAM HF-1 (NCT02032004) mit 566 Probanden erbrachte für die Anwendung von allogenen mesenchymalen Stammzellen neutrale Ergebnisse. Ähnlich angelegt, aber auf einer intramyokardialen Injektion von autogenen mesenchymalen Stammzellen basierend ist die derzeit laufende Studie CardiAMP (NCT02438306). Geplant 250 Patienten mit HFrEF ischämischer Genese werden randomisiert-kontrolliert hinsichtlich der Endpunkte Mortalität, kardiovaskuläre Ereignisse und funktionelle Kapazität untersucht. Ergebnisse sind für 2024 zu erwarten. Einen experimentelleren Ansatz stellt die Anwendung des *"Tissue engineering"* dar, bei welchem Gewebe in vitro gezüchtet und anschließend chirurgisch eingebracht wird. Die einarmige Phase II-Studie BioVAT-HF (NCT 04396899) erprobt seit 2021 dieses Konzept bei Patienten mit terminaler HFrEF. Hervorzuheben ist dabei der erstmalige klinische Einsatz von Gewebe aus stammzellabgeleiteten Kardiomyozyten, welche eine den adulten Zellen ähnliche Elektrophysiologie und Kontraktilität aufweisen. Vorgesehen ist der Einschluss von 53 Probanden.

In Summe bleibt abzuwarten, ob das zweifellos vorhandene Potenzial der regenerativen Medizin mittelfristig in klinisch nutzbare und effektive Therapien der HFrEF übersetzt werden kann. Langfristig besteht die Perspektive, dass damit terminal herzinsuffizienten Patienten neben einer Transplantation oder dem Einsatz von Herzunterstützungssystemen weitere Therapieoptionen angeboten werden können.

Wirkstoff/Intervention	Name	ClinicalTrials.gov Identifikator	Phase	Design	Versuchsarme	Primärer Endpunkt	n	Abschluss-zeitpunkt
Neuroendokrine Modulation								
Spironolacton + Natrium-Zirconium-Cyclosilicat (NZC)	REALIZE-K	NCT04676646	IV	multizentrisch, doppelblind, randomisiert (Entzugsstudie), kontrolliert	• NZC + Spironolacton • Placebo + Spironolacton	Serumkaliumspiegel	265	2023
Aldosteronantagonist – Patiromer	RELIEHF	NCT04142788	IV	multizentrisch, offen, randomisiert, kontrolliert	• Patiromer + MRA max. tolerierte Dosis • MRA max. tolerierte Dosis	Stauungszeichen	2000	2024
AZD9977	MIRACLE	NCT04595370	IIb	multizentrisch, doppelblind, randomisiert, kontrolliert	• AZD9977 + Dapagliflozin • AZD9977 • Dapagliflozin • Placebo	Albumin-Kreatinin-Ratio im Urin	540	2023
Sacubitril/Valsartan	PERSPECTIVE	NCT02884206	III	multizentrisch, randomisiert, doppelblind, kontrolliert	• Sacubitril/Valsartan • Valsartan	kognitiver Status	592	2022
SGLT2-Inhibitoren								
Dapagliflozin	DAPA RESIST	NCT04860011	III	multizentrisch, randomisiert, offen, kontrolliert	• Dapagliflozin • Thiazid-diuretikum	Diurese	120	2022
Dapagliflozin	DAPA ACT HF-TIMI 68	NCT04363697	IV	multizentrisch, randomisiert, doppelblind, kontrolliert	• Dapagliflozin • Placebo	Tod kardiovaskulärer Ursache oder Verschlechterung Herzinsuffizienz	2400	2023
Empagliflozin	EMPACT-IM	NCT04509674	III	multizentrisch, randomisiert, doppelblind, kontrolliert	• Empagliflozin • Placebo	Hospitalisation aufgrund Herzinsuffizienz oder Tod	6500	2023

Wirkstoff/Intervention	Name	ClinicalTrials.gov Identifikator	Phase	Design	Versuchsarme	Primärer Endpunkt	n	Abschluss-zeitpunkt
Inotropika								
Digoxin	DECISION	NCT03783429	IV	multizentrisch, randomisiert, doppelblind, kontrolliert	• Dioxin (0,5-0,9 ng/ml) • Placebo	Hospitalisation und dringliche Vorstellung aufgrund Herzinsuffizienz oder Tod kardiovaskulärer Ursache	982	2025
Digitoxin	DIGIT-HF	–	IV	multizentrisch, randomisiert, doppelblind, kontrolliert	• Digitoxin (8-18 ng/ml) • Placebo	Hospitalisation aufgrund Herzinsuffizienz oder Tod	2190	-
APD418	–	NCT05139615	II	multizentrisch, randomisiert, doppelblind, kontrolliert	• APD418 • Placebo	Herzindex	80	2023
Levosimendan	LevoHeartShock	NCT04020263	III	multizentrisch, randomisiert, doppelblind, kontrolliert	• Levosimendan • Placebo	Tod, ECLS oder Dialyse	610	2024
Levosimendan	LEIA-HF	NCT04705337	III	multizentrisch, randomisiert, doppelblind, kontrolliert	• Levosimendan • Placebo	Hospitalisation, Tod	350	2024
Levosimendan	LeoDOR	NCT03437226	III	multizentrisch, randomisiert, doppelblind, kontrolliert	• Levosimendan • Placebo	Tod, HU-Transplantation, Hospitalisation aufgrund Herzinsuffizienz	264	?
humanes rekombinantes Neuregulin-1β	Neuregulin-1β	NCT03388593	III	multizentrisch, randomisiert, doppelblind, kontrolliert	• Neuregulin-1β • Placebo	Tod	1600	2023
Eisensubstitution								
Eisencarboxymaltose	FAIR-HF2	NCT03036462	IV	multizentrisch, randomisiert, doppelblind, kontrolliert	• Eisencarboxymaltose • Placebo	Hospitalisation aufgrund Herzinsuffizienz oder Tod	1200	2024

Wirkstoff/Intervention	Name	ClinicalTrials.gov Identifikator	Phase	Design	Versuchsarme	Primärer Endpunkt	n	Abschluss-zeitpunkt
Eisenderisomaltose	IRONMAN	NCT02642562	IV	multizentrisch, randomisiert, offen, kontrolliert	• Eisenderisomaltose • Standardbehandlung	Hospitalisation aufgrund Herzinsuffizienz oder kardiovaskulärer Tod	1300	2022
Eisencarboxymaltose	HEART-FID	NCT03037931	III	multizentrisch, randomisiert, doppelblind, kontrolliert	• Eisencarboxymaltose • Placebo	Tod, Hospitalisation aufgrund Herzinsuffizienz, Sechsminutengehstrecke	3068	2023
Vasodilatatoren								
Vericiguat	VICTOR	NCT05093933	III	multizentrisch, randomisiert, doppelblind, kontrolliert	• Vericiguat • Placebo	Hospitalisation aufgrund Herzinsuffizienz oder kardiovaskulärer Tod	6000	2025
Diuretika								
Torasemid/Furosemid	TRANSFORM-HF	NCT03296813	III	multizentrisch, randomisiert, offen, kontrolliert	• Furosemid p.o. • Torasemid p.o.	Tod	2859	2022
Interventionelle Verfahren und Gerätetherapie								
perkutane Mitralklappenreparatur	RESHAPE-HF2	NCT02444338	IV	multizentrisch, randomisiert, offen, kontrolliert	• MitraClip-Verfahren und medikamentöse Therapie • medikamentöse Therapie	Hospitalisation aufgrund Herzinsuffizienz oder kardiovaskulärer Tod	650	2024
perkutane Koronarintervention	REVIVED-BCIS2	NCT01920048	IV	multizentrisch, randomisiert, offen, kontrolliert	• perkutane Revaskularisation • medikamentöse Therapie	Hospitalisation aufgrund Herzinsuffizienz oder Tod	700	2022
kardiale Resynchronisationstherapie	RESET-CRT	NCT03494933	IV	multizentrisch, randomisiert, offen, kontrolliert	• CRT-P • CRT-D	Tod	1356	2024

Wirkstoff/Intervention	Name	ClinicalTrials.gov Identifikator	Phase	Design	Versuchsarme	Primärer Endpunkt	n	Abschlusszeitpunkt
Regenerative Medizin								
intramyokardiale Stammzellinjektion	CardiAMP	NCT02438306	III	multizentrisch, randomisiert, doppelblind, kontrolliert	• intramyokardiale Stammzellinjektion • Scheinprozedur	Tod, kardiovaskuläres Ereignis, funktionelle Kapazität	250	2024
gezüchtetes Gewebe mit stammzellabgeleiteten Kardiomyozyten	BioVAT-HF	NCT04396899	II	multizentrisch, einarmig, offen	• chirurgische Gewebe-implantation	echokardiographische Wandstärke und Verkürzungsfraktion	50	–

Tab. 6.1: Übersicht über aktuell laufende wichtige klinische Studien zur Therapie der HFrEF.

6.9. Literatur

1. Berg DD, Jhund PS, Docherty KF, Murphy SA, Verma S, Inzucchi SE, Køber L, Kosiborod MN, Langkilde AM, Martinez FA, Bengtsson O, Ponikowski P, Sjöstrand M, Solomon SD, McMurray JJV, Sabatine MS (2021) Time to clinical benefit of dapagliflozin and significance of prior heart failure hospitalization in patients with heart failure with reduced ejection fraction. JAMA Cardiol 6:499–507.

2. Packer M, Anker SD, Butler J, Filippatos G, Ferreira JP, Pocock SJ, Carson P, Anand I, Doehner W, Haass M, Komajda M, Miller A, Pehrson S, Teerlink JR, Brueckmann M, Jamal W, Zeller C, Schnaidt S, Zannad F (2021) Effect of Empagliflozin on the Clinical Stability of Patients With Heart Failure and a Reduced Ejection Fraction: The EMPEROR-Reduced Trial. Circulation 143:326-336.

3. Voors AA, Angermann CE, Teerlink JR, Collins SP, Kosiborod M, Biegus J, Ferreira JP, Nassif ME, Psotka MA, Tromp J, Borleffs CJW, Ma C, Comin-Colet J, Fu M, Janssens SP, Kiss RG, Mentz RJ, Sakata Y, Schirmer H, Schou M, Schulze PC, Spinarova L, Volterrani M, Wranicz JK, Zeymer U, Zieroth S, Brueckmann M, Blatchford JP, Salsali A, Ponikowski P (2022) The SGLT2 inhibitor empagliflozin in patients hospitalized for acute heart failure: a multinational randomized trial. Nat Med 28:568-574.

4. Ansary TM, Nakano D, Nishiyama A (2019) Diuretic effects of sodium glucose cotransporter 2 inhibitors and their influence on the renin-angiotensin system. Int J Mol Sci 20:629.

5. Whittaker A, Kragh ÅM, Hartleib-Geschwindner J, Albayaty M, Backlund A, Greasley PJ, Heijer M, Kjaer M, Forte P, Unwin R, Wernevik L, Ericsson H (2020) Safety, tolerability, and pharmacokinetics of the mineralocorticoid receptor modulator AZD9977 in healthy men: A phase I multiple ascending dose study. Clin Transl Sci 13:275–283.

6. Krittanawong C, Kitai T (2017) The head and the heart: Potential long-term side effect of ARNI. J Am Coll Cardiol 69:1879–1880.

7. Miles JA, Hanumanthu BK, Patel K, Chen M, Siegel RM, Kokkinidis DG (2019) Torsemide versus furosemide and intermediate-term outcomes in patients with heart failure: an updated meta-analysis. J Cardiovasc Med (Hagerstown) 20:379–388.

8. Ahmed A, Rich MW, Love TE, Lloyd-Jones DM, Aban IB, Colucci WS, Adams KF, Gheorghiade M (2006) Digoxin and reduction in mortality and hospitalization in heart failure: a comprehensive post hoc analysis of the DIG trial. Eur Heart J 27:178–186.

9. Belz GG, Breithaupt-Grögler K, Osowski U (2001) Treatment of congestive heart failure—current status of use of digitoxin. Eur J Clin Invest 31 Suppl 2:10–17.

10. Bavendiek U, Berliner D, Dávila LA, Schwab J, Maier L, Philipp S, Rieth A, Westenfeld R, Piorkowski C, Weber K, Oldhafer M, Schallhorn S, v.d. Leyen H, Schröder C, Veltmann C, Störk S, Böhm M, Koch A, Bauersachs J on behalf of the DIGIT-HF Investigators and Committees. Rationale and design of the DIGIT-HF trial (DIGitoxin to Improve ouTcomes in patients with advanced chronic Heart Failure): a randomized, double-blind, placebo-controlled study. Eur J Heart Fail 21:676-684.2019.

11. Lucia C de, Eguchi A, Koch WJ (2018) New insights in cardiac β-adrenergic signaling during heart failure and aging. Front Pharmacol 9:904.

12. Bundgaard H, Axelsson A, Hartvig Thomsen J, Sørgaard M, Kofoed KF, Hasselbalch R, Fry NAS, Valeur N, Boesgaard S, Gustafsson F, Køber L, Iversen K, Rasmussen HH (2017) The first-in-man randomized trial of a beta3 adrenoceptor agonist in chronic heart failure: the BEAT-HF trial. Eur J Heart Fail 19:566–575.

13. Sabbah HN, Zhang K, Gupta RC, Xu J, Singh-Gupta V, Ma M, Stauber K, Nguyen N, Adams J (2021) Intravenous infusion of the β3-adrenergic receptor antagonist APD418 improves left ventricular systolic function in dogs with systolic heart failure. J Card Fail 27:242–252.

14. Lemmens K, Doggen K, Keulenaer GW de (2007) Role of neuregulin-1/ErbB signaling in cardiovascular physiology and disease: implications for therapy of heart failure. Circulation 116:954–960.

15. Jabbour A, Hayward CS, Keogh AM, Kotlyar E, McCrohon JA, England JF, Amor R, Liu X, Li XY, Zhou MD, Graham RM, Macdonald PS (2011) Parenteral administration of recombinant human neuregulin-1 to patients with stable chronic heart failure produces favourable acute and chronic haemodynamic responses. Eur J Heart Fail 13:83–92.

16. Cholley B, Levy B, Fellahi J-L, Longrois D, Amour J, Ouattara A, Mebazaa A (2019) Levosimendan in the light of the results of the recent randomized controlled trials: an expert opinion paper. Crit Care 23:385.

17. Silvetti S, Nieminen MS (2016) Repeated or intermittent levosimendan treatment in advanced heart failure: An updated meta-analysis. Int J Cardiol 202:138–143.

18. Armstrong PW, Pieske B, Anstrom KJ, Ezekowitz J, Hernandez AF, Butler J, Lam CSP, Ponikowski P, Voors AA, Jia G, McNulty SE, Patel MJ, Roessig L, Koglin J, O'Connor CM (2020) Vericiguat in patients with heart failure and reduced ejection fraction. N Engl J Med 382:1883–1893.

19. Anker SD, Kirwan B-A, van Veldhuisen DJ, Filippatos G, Comin-Colet J, Ruschitzka F, Lüscher TF, Arutyunov GP, Motro M, Mori C, Roubert B, Pocock SJ, Ponikowski P (2018) Effects of ferric carboxymaltose on hospitalisations and mortality rates in iron-deficient

heart failure patients: an individual patient data meta-analysis. Eur J Heart Fail 20:125–133.

20. Stone GW, Lindenfeld J, Abraham WT, Kar S, Lim DS, Mishell JM, Whisenant B, Grayburn PA, Rinaldi M, Kapadia SR, Rajagopal V, Sarembock IJ, Brieke A, Marx SO, Cohen DJ, Weissman NJ, Mack MJ (2018) Transcatheter mitral-valve repair in patients with heart failure. N Engl J Med 379:2307–2318.

21. Obadia J-F, Messika-Zeitoun D, Leurent G, Iung B, Bonnet G, Piriou N, Lefèvre T, Piot C, Rouleau F, Carrié D, Nejjari M, Ohlmann P, Leclercq F, Saint Etienne C, Teiger E, Leroux L, Karam N, Michel N, Gilard M, Donal E, Trochu J-N, Cormier B, Armoiry X, Boutitie F, Maucort-Boulch D, Barnel C, Samson G, Guerin P, Vahanian A, Mewton N (2018) Percutaneous repair or medical treatment for secondary mitral regurgitation. N Engl J Med 379:2297–2306.

22. Velazquez EJ, Lee KL, Jones RH, Al-Khalidi HR, Hill JA, Panza JA, Michler RE, Bonow RO, Doenst T, Petrie MC, Oh JK, She L, Moore VL, Desvigne-Nickens P, Sopko G, Rouleau JL (2016) Coronary-artery bypass surgery in patients with ischemic cardiomyopathy. N Engl J Med 374:1511–1520.

23. Hadwiger M, Dagres N, Haug J, Wolf M, Marschall U, Tijssen J, Katalinic A, Frielitz F-S, Hindricks G (2022) Survival of patients undergoing cardiac resynchronization therapy with or without defibrillator: the RESET-CRT project. Eur Heart J.

24. Eschenhagen T, Bolli R, Braun T, Field LJ, Fleischmann BK, Frisén J, Giacca M, Hare JM, Houser S, Lee RT, Marbán E, Martin JF, Molkentin JD, Murry CE, Riley PR, Ruiz-Lozano P, Sadek HA, Sussman MA, Hill JA (2017) Cardiomyocyte regeneration: A consensus statement. Circulation 136:680–686.

25. Narita T, Suzuki K (2015) Bone marrow-derived mesenchymal stem cells for the treatment of heart failure. Heart Fail Rev 20:53–68.

26. Kir D, Patel MJ, Munagala MR (2021) What is the status of regenerative therapy in heart failure? Curr Cardiol Rep 23:146.

Index

Index

A

ACC/AHA-Klassifizierung ... 28
ACE-Hemmer ... 36, 37
Aldosteronantagonisten ... 36
Alter ... 11, 27
Anamnese ... 27, 28
ANP ... 20
ARNI ... 29, 36, 37
Arrhythmien ... 21
AT1-Antagonisten ... 36
AT1-Rezeptorantagonisten ... 37

B

β_3-Adrenorezeptor-Antagonisten ... 60
Basistherapie ... 35, 36
Belastungsuntersuchungen ... 31
Betablocker ... 35, 36
BNP ... 20, 27

C

CaMKII ... 21
CaMKII-Inhibition ... 22
cGMP ... 20

D

Dapagliflozin ... 38, 58
Definition ... 10, 34
Diabetes mellitus ... 38
Diagnostik ... 27, 29
Differentialdiagnostik ... 31
Digitoxin ... 60
Digoxin ... 36, 43, 60
Diuretika ... 40, 59
Dosierung ... 35

E

Echokardiographie ... 30
Einflussfaktoren ... 12
Eisencarboxymaltose ... 36, 43
Eisenderisomaltose ... 61
Eisensubstitution ... 61
Empagliflozin ... 22, 38, 58
Empfehlungsgrade ... 34
Enalapril ... 37
Entlassung ... 45
Epidemiologie ... 10
Evidenzgrade ... 34

F

Flüssigkeitshaushalt ... 40
Furosemid ... 59

G

Gene Editing ... 22
Gerätetherapie ... 61
Geschlecht ... 12
GFR ... 39
Gliflozine ... 38
Grundlagenforschung ... 20

H

Herzfrequenz ... 35
Herzglykoside ... 59
Herztransplantation ... 53
HFimpEF ... 46
HFmrEF ... 10
HFpEF ... 10
HFrEF ... 10
Hospitalisierung ... 45
Hydralazin ... 36, 43

I

Impfungen ... 45
Inotropika ... 59
Inzidenz ... 11
ISDN ... 36, 43
Ivabradin ... 36, 42

K

Kalziumhomöostase ... 21
Kardiomyopathien ... 19, 22
Katecholamine ... 20
Klinische Studien ... 58
Klinisches Bild ... 26
Kompensationsmechanismen, physiologische ... 19
Koronarangiografie ... 31

L

Labordiagnostik ... 27
Lebensqualität ... 31
Leitlinie ... 34
Levosimendan ... 60
Linksherzinsuffizienz ... 26
LVEF ... 10

M

Mitralklappeninsuffizienz, sekundäre ... 50, 61
Mitralklappenreparatur, perkutane ... 51, 53, 61
Morbidität ... 13
Mortalität ... 13
MRT ... 30
Myokardrevaskularisation ... 61

N

Nachdepolarisationen
  frühe (EADs) ... 21
  späte (DADs) ... 21
Natriumhomöostase ... 21
Natrium-Zirconium-Cyclosilicat ... 59
Neprilysin ... 29, 59
Neuregulin-1 ... 60
Neuroendokrine Modulation ... 59
Neurohumorale Achse
  Aktivierung, chronische ... 19
  Regulationsmechanismen, natürliche ... 20
Nierenfunktion ... 39
NT-proBNP ... 27
NYHA-Klassifikation ... 28

P

Pathophysiologie ... 18
Patiromer ... 59
Phänotypen ... 12
Pleiotrope Effekte ... 45
Prävalenz ... 11
Prognose ... 13
Prognosefaktoren ... 15
Psychosoziale Belastung ... 31

R

Rechtsherzinsuffizienz ... 26
Rechtsherzkatheter ... 31
Regenerative Medizin ... 62
Remodeling ... 35
Renin-Angiotensin-Aldosteron-System ... 19, 20
Resynchronisationstherapie ... 61
Revaskularisation ... 61
Risikofaktoren ... 18
Röntgen Thorax ... 30
RyR2 ... 21

S

Sacubitril ... 37, 59
Sarkoplasmatisches Retikulum ... 21
Schweregrad ... 27, 30
sGC-Agonist ... 60
SGLT2-Hemmer ... 36, 38, 58
Sonographie ... 30
Stammzelltherapie ... 62
Symptome ... 26

T

Therapie
  Gerätetherapie ... 61
  interventionell ... 50, 61
  medikamentös ... 34
Therapiekonzepte, neue ... 58
Tissue engineering ... 62
Torasemid ... 59
Trikuspidalklappeninsuffizienz, sekundäre ... 53
Trinkmengenrestriktion ... 41

U

Untersuchung, körperliche ... 27

V

Valsartan ... 37, 59
Vasodilatatoren ... 60
Vericiguat ... 36, 41, 60

Z

12-Kanal-EKG ... 29